编委会名单

主　编：徐力新

副主编：梁允萍　李　丹　巫敏姬　欧　凡

主　审：胡玉明

编　委：娄兴汉　黄运仪　王　琳　吴立敏

　　　　甘寨妃　吴　悠

医院经济管理
系统理论指引与实务指南

▶ *YIYUAN JINGJI GUANLI*
XITONG LILUN ZHIYIN YU SHIWU ZHINAN

主　编◎徐力新
副主编◎梁允萍　李　丹　巫敏姬　欧　凡
主　审◎胡玉明

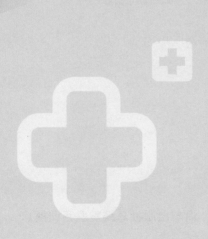

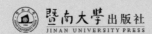

暨南大学出版社
JINAN UNIVERSITY PRESS

中国·广州

图书在版编目（CIP）数据

医院经济管理系统理论指引与实务指南/徐力新主编 . —广州：暨南大学出版社，2019.5

ISBN 978 - 7 - 5668 - 2621 - 3

Ⅰ. ①医…　Ⅱ. ①徐…　Ⅲ. ①医院—经济管理—中国—指南　Ⅳ. ①R197. 322 - 62

中国版本图书馆 CIP 数据核字(2019)第 077469 号

医院经济管理系统理论指引与实务指南

YIYUAN JINGJI GUANLI XITONG LILUN ZHIYIN YU SHIWU ZHINAN

主　编：徐力新

出 版 人：徐义雄
策　　划：黄圣英
责任编辑：冯　琳　傅　迪　詹建林
责任校对：王燕丽　苏　洁
责任印制：汤慧君　周一丹

出版发行：暨南大学出版社（510630）
电　　话：总编室（8620）85221601
　　　　　营销部（8620）85225284　85228291　85228292（邮购）
传　　真：（8620）85221583（办公室）　85223774（营销部）
网　　址：http://www.jnupress.com
排　　版：广州市天河星辰文化发展部照排中心
印　　刷：广州市快美印务有限公司
开　　本：787mm×1092mm　1/16
印　　张：15.5
字　　数：281 千
版　　次：2019 年 5 月第 1 版
印　　次：2019 年 5 月第 1 次
定　　价：49.80 元

序

新年伊始，我的案头多了一本《医院经济管理系统理论指引与实务指南》初稿。展开书稿，墨香扑鼻，如春风拂面。在纪念改革开放四十周年的时候，推出一本对医院经济管理进行理论指引和实务案例深刻剖析的著作，正当其时。

医院是人类社会发展的产物，而医院管理是随着医院体系发展而逐渐形成的社会活动和学问。医院经济管理是医院管理的重要组成部分，并越来越显现出其至关重要的地位和作用。改革开放以来，医疗卫生服务体系从旧有计划经济体制中走出来，一路指引、一路发展，其中包括医院经济管理系统理论和实务的探索和发展。特别是临床医学技术、互联网技术、人工智能（AI）技术、大数据技术等新兴技术层出不穷，给医院经济管理系统理论与实务的探索与发展提供了新的视野与力量。《医院经济管理系统理论指引与实务指南》的作者正是在这样的时代大背景下结构他们的著作。

"改革开放已走过千山万水，但仍需跋山涉水。"跋涉者在这样的历史节点和地理坐标上总会凝望过去，展望未来。《医院经济管理系统理论指引与实务指南》这本著作，正像医改路上的跋涉者，从四十年医药卫生体制改革中总结医院经济管理的经验，见微知著，眺望未来。

《医院经济管理系统理论指引与实务指南》之所以具有较高的价值，与作者本人及其管理团队多年的阅历与精神特质密不可分。本书作者长期实践于医院经济管理一线，理论功底与实践修为兼备，奉献出这部医院管理的佳作，我相信有心的读者会像我一样，体会到他们探索的执着精神及其成果的能量。

谨此为序，同作者与广大读者共勉。在全民健康、全面小康的路上，让我们携手同行，跋山涉水。

陈啸宏

2019 年 1 月 12 日

前　言

医疗行业的发展牵动着国计民生，医疗卫生服务体系和现代医院管理制度的建立健全关乎人民的获得感、幸福感、安全感。也许大多数人会说：医疗机构作为社会公益事业，不应该谈经济、讲效益。但在医疗资源依旧稀缺、社会医疗资源布局不够合理的今天，医疗机构如何在资源有限的条件下，以低成本、高效率提供优质的医疗服务，创造最大限度的医疗服务产出，这是所有医疗机构共同面对的难题，也是医院进行经济管理活动的内生动力。

医院经济管理是现代医院日常运营和科学管理的重要组成部分，是现代医院管理制度中的重要内容。医疗行业的服务对象是"人"、服务成果是"健康"，与人的生命健康息息相关，一般企业财务分析方法和管理工具在公立医院经济管理中面临着一些不适用之处，普通高校培养出来的财务会计人才需要经历较长的学习成长过程方可适应。而目前医疗行业的财务管理、经济管理工作也是以传统的师傅带徒弟的形式，缺乏系统全面的理论框架和完整细致的工作指引，这是整个医疗行业经济管理工作面临的困难，也是高校财务会计人才培养的空白。正因如此，本书的撰写团队作为医院经济管理多年的实务工作者，一直致力于为填补这一行业的空白作一份贡献。

这本《医院经济管理系统理论指引与实务指南》是基于广东省人民医院十几年来的经济管理实践探索，结合管理会计的理论框架和应用工具编写而成的，可作为高等医学院公共卫生、医院管理相关专业本科生和硕士研究生学习医院经济管理的教材，也可作为广大医疗行业财务人员开展经济管理业务工作的参考。本书凝结了广东省人民医院经济管理工作多年的实践心血，也汇集了整个团队的集体智慧。本书从思路成形、框架拟定、初稿撰写到后续的补充和完成，以及两轮学术专家的审稿和修订，前后历时6年之久，其中有辛酸苦楚，更有辗转周折，但更多的是不堕信心，不失希望，锁定目标，笃定前行。

"行之力则知愈进，知之深则行愈达"，唯愿本书能够为医疗行业的经济管理作出应有的贡献，为医疗行业的经济管理工作者提供有益的帮助。

　　当然，这只是一次探索和尝试，更是抛砖引玉。医院经济管理的理论与实践，需根据医疗机构的内外部环境变化不断地改革探索，是一个持续优化的过程。在此，衷心希望广大读者能多多提出宝贵的意见和建议，以便将来对本书作进一步的修订与完善。

主编：徐力新

主审：胡玉明

2019 年 1 月 23 日

CONTENTS **目录**

经济分析篇

医保管理篇

导　论

一、本书写作目的

医院经济管理是现代医院日常运营和科学管理的重要组成部分，是建立现代医院管理制度的重要手段，而医院成本核算及分析则是医院经济管理的核心基础。

无论是对财务人员还是对财务专业的毕业生来说，公立医院的成本核算与分析都是一个陌生的领域。因为与上市公司、一般企业相比，公立医院的成本核算与分析有很大不同。其他行业生产的产品都是有明确规格或者不涉及健康和生命的服务，但医疗行业的服务对象是"人"、服务成果是"健康"，与人的生命健康息息相关。因此，一般企业财务分析方法和管理工具在公立医院经济管理中有许多不适用之处。

对于刚进入医疗行业并且对医疗行业不是十分熟悉的财会人员而言，心中可能会对医院的经济分析体系产生很多疑问，例如：

医院不是公益性单位吗？为什么要在医院开展成本核算与分析？

医院成本核算的结果用于哪些方面？经济分析报表是提供给哪些人看的？

医院成本核算与分析与一般企业有什么区别？

通用的管理会计分析模型和方法是否适用于医院？

如何在医院开展成本核算？医院经济分析有哪些具体内容？经济分析报表应该如何编制？……

目前，医疗改革深入推进，行业竞争日益加剧，医疗卫生行业比以往任何时候都更加需要财务管理与经济分析。同时，为了保证医院的生存和持续发展，医院需要了解自身成本构成、经济效率以及经济运行情况。

因此，本书从解开大家心中对医院经济分析的一些疑问出发，力求全面、系统地展现目前医院成本核算与分析的体系与经验，适合各医院的财务管理人员、经济管理人员学习。

二、本书内容框架

本书内容分为四篇，共二十四章，主要阐述了成本核算、经济分析与医保管理三个专项问题。

成本核算篇，包括十章，阐述了医院成本核算的基本要素、基本方法、基础工作的开展步骤以及部分核算难点的处理；同时基于笔者对所在医院近二十多年成本核算工作实践经验的总结和归纳，与读者分享了医院成本核算工作的经验，以及如何提高核算工作效率。

经济分析篇，包括十一章，力求全面、系统地展现对医院经济分析的要求及其开展情况，包括编制医院经济分析报表、开展科室经济分析以及一系列的专项专题分析。在此基础上，笔者结合自身长期从事经济分析的工作经历和感受，向读者阐述了现阶段对从事医院经济分析人员的素质要求。

医保管理篇，包括三章，面对不断变化的医改政策和越来越多的参保患者，医院的医保管理体系也在不断更新。为了全面、深入地反映医院的医保管理及其核算方式，笔者结合自身长期从事医院医保分析管理的工作经验，从医院医保基础管理、医院医保就医管理以及医院医保经济分析三个方面，向读者阐述了现阶段医院的医疗保险流程和医保费用核算原则。

（撰写人：徐力新）

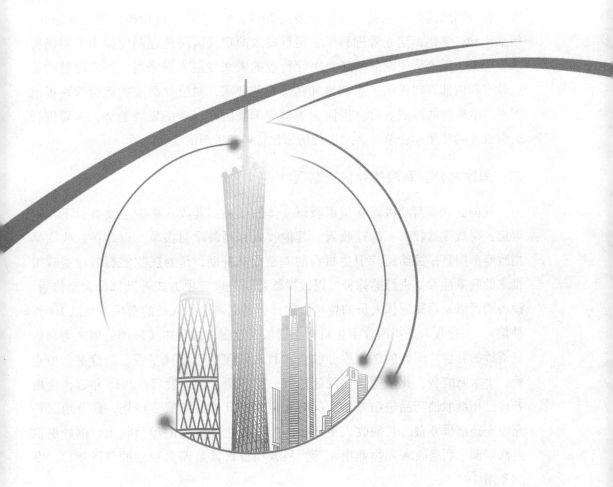

公立医院开展成本核算与分析的必要性

一、公立医院面临的医疗形势和环境

公立医院是由政府投资举办、以社会健康效益为目的的卫生医疗服务机构，具有提供基本医疗服务、承担突发事件救治和支撑医学科技发展等职责。

基于党的十九大提出的"实施健康中国战略"，医疗行业战略是建立优质高效的医疗卫生服务体系，健全现代医院管理制度。《国务院办公厅关于建立现代医院管理制度的指导意见》（国办发〔2017〕67号）对推动医院管理规范化、精细化和科学化，建立管理科学、运行高效的现代医院管理制度提出了明确要求。可见，无论从国家战略还是医疗行业的未来发展方向来看，都对医院的运营效率和内部管理提出了系统性和精细化的要求，对公立医院的运营管理提出了更多战略性的挑战。公立医院为了适应未来医疗行业的发展趋势，需要进行运营管理的转型和变革，必须进行精细化管理和资源的优化配置。

二、国家对公立医院的补偿机制现状

我国公立非营利医院承担医教研一体的任务，其收入来源主要有以下几个渠道：财政拨款收入、医疗收入、其他收入和科教项目拨款。财政拨款收入是指政府部门直接拨给医疗卫生机构的差额预算补助，是对医院实行低收费政策带来的政策性亏损进行的弥补。财政拨款主要是以定项方式补助部分大型修缮、设备购置以及对离退休人员的费用拨款（但是对离退休人员的费用不足以100%补偿）。医疗收入是指医疗卫生机构在提供医疗服务过程中实际消耗的人力和物资资源的补偿。现行的医疗服务收费项目大致包括门诊挂号费、治疗费、检查费、手术麻醉费、化验费、住院床位费、护理费、诊疗费等。2015年起，全国各地已相继取消药品进销差价，同时相应调整其他医疗服务价格，部分地区补充设立药事服务费。其他收入主要指医疗服务之外取得的经营收入，例如提供进修培训、利息收入和物业出租等。科教项目拨款是面向独立的科研项目，专款专用。

上述我国公立非营利医院补偿机制仍存在一些问题，造成现今"看病贵，看病难"的局面，主要表现为：

（一）政府财政投入不足以弥补成本

根据下图，2015 年我国三级公立医院医疗收入占比高达 90.19%，而财政拨款收入占比仅为 7.2%。

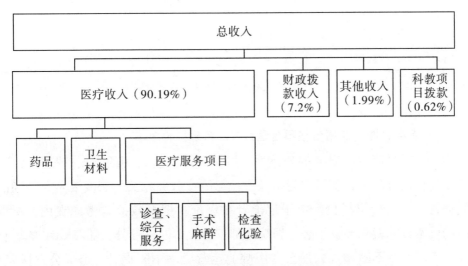

2015 年我国三级公立医院收入构成

资料来源：中国卫生统计年鉴、国务院发展研究中心信息网统计数据库

在成本弥补方面，医院的支出分成四个部分：药品、医疗运行、其他经营业务、科教项目。通过这四个部分的收入、成本/支出数据对比分析，发现在 2015 年，药品是采用加成制的收费模式，即基于成本价及政策规定的加成率计算零售价，因此，药品收入对药品成本的弥补率达到 113%；医疗服务项目收入、卫生材料收入、财政拨款收入合计并不足以弥补医院的运行成本，仅有 97%，亏损需依赖药品结余、其他经营业务结余弥补，最终得以维持医院整体的运行。科教项目的拨款属于专款专用，形成结余也不能用于弥补医疗运行成本。

药品加成政策取消之前，大部分医院把药品收入作为成本补偿的重要来源。然而，当前城市正在全面推进公立医院取消药品加成政策的改革，因此公立医院成本弥补的来源已发生重大改变，如下表所示：

2015 年我国三级公立医院成本弥补情况

项目	收入 （万元）	成本/支出 （万元）	弥补率（%）
平均每所医院	71 008.70	68 624.70	103
其中：药品	26 237.80	23 320.90	113
医疗运行	42 912.40	44 271.90	97
其他经营业务	1 416.20	697.90	203
科教项目	442.30	334.00	132

资料来源：中国卫生统计年鉴、国务院发展研究中心信息网统计数据库

（二）劳务性医疗收费价格不合理且未能合理弥补成本

为了体现医疗卫生服务的公益性，控制医疗卫生费用的支出，我国医疗服务价格推行低价政策，实行政府指导价；与医疗服务相关的必要要素，如药品、医用耗材，则执行市场价。由于定价者在定价时把财政拨款考虑在内，所以，此时的成本核算就只涵盖了公立医院全部运行成本的一部分。随着 GDP 的增长，相关要素成本在不断增加，使公立医院的运营成本不断提升，造成公立医院现行的医疗服务价格政府指导价上限总体水平早已低于医院的实际医疗成本，背离了医疗服务本身的价值，不能体现医疗服务的知识密集型特点和经验价值特性，无法体现医疗技术的发展水平，也未能针对不同疾病，特别是难度较大的未知领域病患的需求制定出合理的差别价格。

众所周知，在很长一段时期公立医院普遍通过药品、耗材以及大型检查获得的利润来弥补亏损的医疗服务项目成本。但是在取消药品加成、耗材加成等政策后，如何补偿、补偿水平实际达到多少、如何制定合理的价格调整政策和方案，都需要科学的核算和精确的数据分析作为支撑。因此，补偿的基础在于分析不同级别医疗机构各个服务环节的盈亏水平，其中最根本的则在于统一建立医疗机构内部核算框架和口径，以行业社会平均成本评价各个医院。

（三）公立医院内部管理对经济分析的需求日益强烈

随着医疗市场的激烈竞争，医院内部成本核算与分析也逐步进入管理层视线并日益受到重视。如果医院想要在激烈的竞争中维持健康、可持续的发展，医院管理层就必须要及时了解自身运营情况，掌握经济发展状况，同时制定出合理的决策来完善医院的管理工作。因此，在医院管理中成本核算与分析的重要性也日益凸显，为推动医院内部经济管理的深化，达到控制成本、提高效率、优化结构、合理配置各项资源的目标发挥着重要作用。

　　综上所述，公立医院开展成本核算与分析，既是满足外部形势和政策的要求，也是满足医院内部管理需求的产物。医院成本核算形成的经济分析，相当于医院经济健康运行的"听诊器"，因为通过成本核算与分析，医院管理层能够掌握医院客观、真实的经济运行情况，分析医院经济运行中存在的问题，及时作出调整，起到反馈的作用，这也是医院开展成本核算与分析的根本目的。

（撰写人：徐力新）

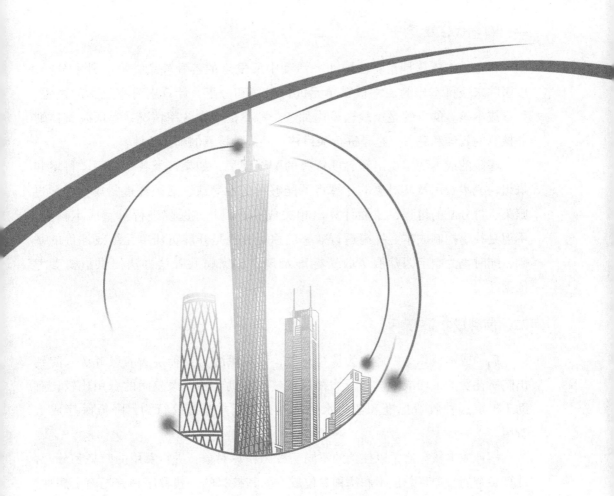

成本核算篇

第一章　医院成本核算概述

第一节　医院成本核算对象的分类

医院成本核算是指医院将其业务活动中所发生的各种耗费按照核算对象进行归集和分配，计算出总成本和单位成本的过程。根据核算对象的不同，可以划分为：

一、科室成本核算

科室成本核算是指将医院业务活动中所发生的各种耗费，按照科室分类，以医院末级科室作为成本核算单元进行归集和分配，计算出科室成本的过程。科室成本核算的目的是反映医院内部各个科室的成本效率情况，是医院整体财务核算的延伸和完善，也是进行项目核算、病种核算的前提条件。

医院的成本费用支出和各项资源的配置使用，如果涉及各个部门、科室和班组，成本费用及其对象的计算将不能够一次性完成，必须经过归集、分配再归集、再分配的过程，才能计算出相关成本。因此，医院进行科室成本核算，不但是找出控制成本、提高运行效率的途径，也是开展责任单元绩效评价的基础，同时也为制定医疗服务收费标准及规范国家财政补偿办法提供重要参考依据。

二、病种成本核算

病种成本核算是以病种为核算对象，计算医院为某种疾病的患者从入院到出院所耗费的平均成本。实行病种成本核算有助于不同医院间的费用比较；有助于确定病种收费标准和偿付水平；也有助于规范医疗行为，降低医疗成本费用。

病种成本核算通常以住院的不同病种为核算对象，进行费用的归集和分配，计算各个病种项目总成本和病种单位成本。其核算的一般程序是首先确定病种，其次将住院期间的成本费用按照单病种能直接计入的费用直接计入，不能直接计入的依据分摊系数进行分摊计入。

三、项目成本核算

项目成本核算通常以各科室开展的医疗项目为核算对象，对其所发生的各项费用进行记录、归集和分配，计算其各医疗服务项目的实际成本。

采用作业成本法作为各科室医疗成本服务项目的核算方法，在开展项目核算之前，需掌握该项目的操作流程，了解项目从开单到执行完毕整个过程所消耗的作业。例如，一个 CT 项目经过的作业流程包括开单、收费、预约、登记、检查、洗片、阅片、报告。

第二节　医院成本核算的四大要素

医院开展成本核算并不只是以成本作为核心内容，其涉及面较为广泛。首先，无论是在成本归集还是在成本分摊过程中，均需要采用一系列相关性较强的当量作为成本分配或分摊的参数；其次，还需要对一系列的资源投入、成本效率的分析进行比较，才能判断成本水平的合理性，进而为开展成本控制提供强有力的依据。因此，开展成本核算的要素可归纳为以下四大类：收入、成本、工作量、资源投入。

一、收入

收入是指医院在开展业务活动过程中取得的业务收入和从事其他活动依法取得的非偿还性资金，以及从财政部门和主管部门取得的补助经费，包括医疗收入、财政拨款收入、科教项目拨款和其他收入。从开展科室、病种、项目成本核算的角度来看，需要进行细分核算的一般是医疗收入，即医院开展医疗服务活动取得的收入。根据核算对象的不同，收入可以划分为以下三大类：

1. 科室收入

科室收入以科室作为基本核算单元归集收入。一般来说，直接收治病人的是门诊科室和住院科室，医院向病人收取的费用可完整地归集在这两类科室中。

门诊科室收入指各科室为门诊病人提供医疗服务所取得的收入，包括挂号收入、诊察收入、检查收入、化验收入、治疗收入、手术收入、卫生材料收入、药品收入、药事服务费收入和其他门诊收入等。住院科室收入是指为住院病人提供医疗服务所取得的收入，包括床位收入、诊察收入、检查收入、化验收入、治疗收入、手术收入、护理收入、卫生材料收入、药品收入、药事服务费收入和其他住院收入等。

对于影像检查、医学检验、手术室等作为协作支持的医疗技术类科室，其提供的服务内容明确且可独立收费，因此这些科室提供服务所产生的收入也可明确归集，体现为协作收入。

2. 项目收入

项目收入指在一定期间内具体某个医疗服务项目发生的收费总金额。

3. 病种收入

病种收入指在一定期间内归属于某个具体病种的所有病人发生的费用总金额。

二、成本

医院成本是医院在开展医疗服务活动过程中发生的各种消耗的总和。

1. 成本核算范围

成本核算范围指纳入成本核算范畴的支出，一般来说，成本核算范围包括如下内容：

（1）人员经费是指医院业务科室发生的工资福利支出、对个人和家庭的补助支出。工资福利支出包括基本工资、绩效工资（津贴、补贴、奖金）、社会保障缴费等。对个人和家庭的补助支出包括医疗费、住房公积金、住房补贴、助学金及其他对个人和家庭的补助支出。

（2）卫生材料费是指医院业务科室发生的卫生材料耗费。

（3）药品费是指医院业务科室发生的药品耗费。

（4）固定资产折旧费是指按照规定计提的固定资产折旧。

（5）无形资产摊销费是指按照规定计提的无形资产摊销。

（6）提取医疗风险基金是指按照规定提取的医疗风险基金。

（7）管理费用是指医院行政及后勤管理部门为组织管理医疗、科研、教学业务活动而发生的各项费用，包括医院统一负担的离退休人员经费、坏账损失、银行借款利息支出、汇兑损益及印花税等。

（8）其他费用包括办公费、水电费、邮电费、取暖费、公用车运行维护费、差旅费、培训费、福利费、工会经费及其他费用等。

根据《医院财务制度》，为了正确反映医院正常业务活动的成本以及管理能力，在医院进行成本核算时，属于以下业务所发生的支出，一般不计入成本范围：

（1）不属于医院成本核算范围的其他核算主体及其经济活动所发生的支出。

（2）为购置和建造固定资产、购入无形资产和其他资产的资本性支出。

（3）对外投资的支出。

（4）各种罚款、赞助和捐赠支出。

（5）有经费来源的科研、教学等项目支出。

（6）在各类基金中列支的费用。

（7）国家规定的不得列入成本的其他支出。

2. 成本分类

（1）根据成本核算目的，分为医疗业务成本、医疗成本、医疗全成本和医院全成本。

医疗业务成本是指医院业务科室开展医疗服务活动自身发生的各种耗费，不含医院行政及后勤管理部门的耗费、财政项目补助支出和科教项目支出形成的固定资产折旧费和无形资产摊销费。

医疗业务成本 = 人员经费 + 卫生材料费 + 药品费 + 固定资产折旧费 + 无形资产摊销费 + 提取医疗风险基金 + 其他费用

医疗成本是指医院为开展医疗服务活动，各业务科室和行政及后勤各部门自身发生的各种耗费，不含财政项目补助支出和科教项目支出形成的固定资产折旧费和无形资产摊销费。

医疗成本 = 医疗业务成本 + 管理费用

医疗全成本是指医院为开展医疗服务活动，医院各部门自身发生的各种耗费，以及财政项目补助支出形成的固定资产、无形资产耗费。

医疗全成本 = 医疗成本 + 财政项目补助支出形成的固定资产折旧费和无形资产摊销费

医院全成本是指医院为开展医疗服务、科研、教学等活动，医院各部门发生的所有耗费。

医院全成本 = 医疗全成本 + 科教项目支出形成的固定资产折旧费和无形资产摊销费

不同的成本类型涉及不同的成本核算范围，具体分析下表所示：

四类成本核算的具体范围

成本项目	医疗业务成本	医疗成本	医疗全成本	医院全成本
人员经费	√	√	√	√

（续上表）

成本项目	医疗业务成本	医疗成本	医疗全成本	医院全成本
卫生材料费	√	√	√	√
药品费	√	√	√	√
固定资产折旧费、无形资产摊销费（自有）	√	√	√	√
无形资产摊销费	√	√	√	√
提取医疗风险基金	√	√	√	√
其他费用	√	√	√	√
管理费用		√	√	√
固定资产折旧费、无形资产摊销费（财政）			√	√
固定资产折旧费、无形资产摊销费（科教）				√

（2）根据核算对象，分为科室成本、医疗服务项目成本、病种成本及诊次和床日成本。

科室成本是指医院的科室在开展业务活动中所发生的各种耗费，包括本科室耗用的各项直接成本以及接受内部其他科室提供服务所发生的成本。

医疗服务项目成本是指以临床服务类、医疗技术类科室开展的医疗服务项目为对象，归集和分配各项支出，计算出具体各项目对资源成本的消耗情况。

病种成本是指以病种为核算对象，按照一定流程和方法归集相关费用，计算各类病种的病人在接受整个诊疗过程中消耗医院各项资源成本的情况。

诊次和床日成本是以诊次、床日为核算对象，将科室成本进一步分摊到门急诊人次和住院床日，从而计算出平均每个出诊诊次成本和床日成本。

（3）根据成本归集方式，分为直接成本和间接成本。

直接成本是指可以直接计入成本核算对象的成本费用，具体指为开展医疗服务活动发生的直接成本，直接计入成本或采用按内部服务价格等方法计算后计入核算对象的成本。

间接成本是指部分无法直接计入成本核算对象的费用，按照一定原则和标准分配后计入核算对象的成本。

三、工作量

工作量是指医院提供服务的数量，从医院的运行过程来看，可分为外部工作量和内部工作量。外部工作量指医院服务病人的数量。一般来说，住院科室服务病人的数量包括出院人数、病人住院床日数，门诊科室服务病人的数量是门诊量。内部工作量指医院内部不同类型的科室直接面向病人提供服务，或面向内部的其他科室提供服务而产生的服务数量。根据各类科室的业务性质，内部工作量可再进行细分，例如，影像检查科室的工作量指标有检查人次、检查部位数等，检验科室的工作量指标有检验项目数、检验标本数等，而后勤服务科室的工作量指标则可根据具体提供的服务内容确定。

核算不同类型科室的工作量在成本核算上意义重大。一方面，将各种对内提供服务科室的成本向下一级科室进行分摊时，工作量是相关性较强的参数，准确核算工作量是准确核算成本的前提。另一方面，在进行精细化的成本管理时，将成本与工作量进行配比分析，有助于发现成本异常，有针对性地进行成本管控。

对于开展项目成本核算、病种成本核算、项目例次、项目消耗时间、病种例次、病种床日数等工作量数据，都是重要的成本分配参数，同时也是对项目成本和病种成本进行分析的必要因素。

四、资源投入

医院里的资源包括人、财、物的投入。核算各类科室资源的占用情况分为两个方面：一方面，一些无法直接计入科室的成本和各种对内提供服务科室的成本分摊，可用对资源的占用数据作为相关性较强的分配参数。较为典型的是房屋面积和床位数，在没有安装独立水表、电表的情况下，采用房屋面积分摊水电费。另一方面，医院的资源是有限的，结合成本核算对资源效率进行分析，为医院的各项投入决策提供参考价值，同时作为资源投入绩效评价的重要衡量指标，使资源投入价值最大化。

第三节　医院成本核算的原则

医院成本核算应当遵循合法性、可靠性、相关性、分期核算、权责发生制、按实际成本计价、收支配比、一致性和重要性等原则。

（1）合法性原则。计入成本的费用必须符合国家法律法规及相关制度规定，不符合规定的不能计入。

（2）可靠性原则。医院要保证成本核算信息免于错误及偏差，使其具有真实性、完整性、中立性和可验证性。

（3）相关性原则。医院成本核算所提供的成本信息应当符合国家宏观经济管理的要求，满足相关方面可及时了解医院收支情况以及医院内部管理的需要。

（4）分期核算原则。成本核算的分期必须与会计期间一致，按月度、季度、年度核算。

（5）权责发生制原则。医院收入和费用核算、科室成本核算均应当以权责发生制为核算基础。

（6）按实际成本计价原则。医院的各项财产物资应当按照取得或购建时的实际价值（即取得成本）核算，除国家另有规定外，一般不得自行调整其账面价值。

（7）收支配比原则。医院在进行成本核算时，应当按照"谁受益、谁负担"的原则，归集、分配各项成本费用，使各项收入与为取得该项收入的成本费用相配比，如某核算科室的收入与该科室的成本费用相配比，某会计期间的收入与该期间的成本费用相配比。

（8）一致性原则。医院各个会计期间成本核算所采用的方法、程序和依据应当保持一致，不得随意改变；若确有必要变更，则应当在财务报告中详细说明变更的原因及对医院财务收支的影响等情况。

（9）重要性原则。医院在成本核算过程中，对主要经济事项及费用应当分别核算、分项反映、力求精确；而对次要事项及费用，在不影响成本真实性的前提下，可以适当简化处理。

（撰写人：徐力新）

第二章　医院科室成本核算的基本方法

科室成本核算是指将医院业务活动中所发生的各种耗费，按照科室分类，以医院末级科室作为成本核算单元进行归集和分配，计算出科室成本的过程。开展科室成本核算，一般来说，要经过如下核算流程：明确核算对象、确定核算内容、核算数据归集、成本分摊。

第一节　明确核算对象

成本核算对象是指成本归属的对象，或者说是费用归集的对象。核算单元是基于医院业务性质及自身管理特点而划分的成本核算基础单位。科室成本核算是以医院的科室（班组）为基本核算单元，核算范围包括医院所有的科室、班组、职能部门。每个核算单元能单独计量相应的收入、归集各项成本费用，科室成本核算的核算单元具体分为以下四类：

（1）临床服务类科室（以下简称临床类科室），指直接为病人提供医疗服务，并能体现最终医疗结果、完整反映医疗成本的科室，包括门诊、住院等科室。

（2）医疗技术类科室（以下简称医技类科室），指为临床类科室及病人提供医疗技术服务的科室，包括放射、超声、检验、血库、手术、麻醉、药事、实验室、临床营养科等科室。

（3）医疗辅助类科室（以下简称医辅类科室），指服务于临床类和医技类科室，为其提供动力、生产、加工、消毒等辅助服务的科室，包括消毒供应、病案、门诊挂号收费、住院结算等科室。

（4）行政后勤类科室（以下简称后勤类科室），指除临床类、医技类和医辅类科室之外，从事行政后勤业务工作的科室，包括行政部门、后勤班组等科室。

另外，大型综合性医院往往承担大量的科研教学工作，对于科研教学部门，可作为独立的业务部门进行成本核算。

第二节 确定核算内容

医院成本核算包括收入、成本、工作量和资源投入四大要素，在开展科室成本具体核算时，需要以科室为单位，确定这四项要素的具体核算内容。

一、科室收入

在开展科室成本核算时，对于不同类型的科室，应确定不同的收入核算内容。一般来说，临床类科室中的门诊、住院科室作为直接收治病人的科室，其诊疗病人发生的所有收入均体现为科室的收入。而医技类科室作为协作科室，所发生的医疗服务项目收入，可作为科室的协作收入核算。同时，核算医技类科室的协作收入，需要深入核算各医技类科室对应每个临床类科室的协作收入，这既是对医技类科室进行成本管理的必要数据，也是将医技类科室成本往临床类科室分摊的重要分摊参数。

另外，如果医院内部的医辅类科室和后勤类科室针对对内提供的服务建立了内部服务价格管理模式，就可按此作为内部服务收入核算。

各类科室收入的核算内容如表2-1所示：

表2-1　各类科室收入的核算内容

科室类型	收入的核算内容
临床类科室（门诊、住院）	病人发生的所有医疗收入
医技类科室（影像检查、检验、手术、麻醉等）	支持临床类科室对病人进行诊疗发生的协作医疗收入
医辅类、后勤类科室	对部分建立了内部服务价格管理模式的科室，可按内部服务价格核算科室收入

二、科室成本

根据《医院财务制度》，除明确不纳入医院成本核算范围的支出内容，其他各类支出均作为医院科室成本核算的内容。一般来说，要先把医院的各项支出归集到相应的科室作为科室成本，对于无法直接归集的支出，采用一定的参数分配计入。各类科室成本的核算内容如表2-2所示：

表2-2　各类科室成本的核算内容

科室类型	成本项目							
	人员经费	卫生材料费和药品费	固定资产折旧费	无形资产摊销费	提取医疗风险基金	其他费用	管理费用	分摊成本
临床类科室	√	√	√	√	√	√		分摊医技类、医辅类、后勤类科室成本
医技类科室	√	√	√	√		√		分摊医辅类、后勤类科室成本
医辅类科室	√	√	√	√		√		分摊后勤类科室成本
后勤类科室	√	√	√	√		√	√	

三、科室工作量

因服务对象不同，各类科室的工作量指标也是各有差异的。在设计科室成本核算的总体方案时，要考虑需要的工作量指标有哪些，如何能获得过去的相应数据，要兼顾获取数据的成本与该数据使用带来的效用。一般来说，各类科室的工作量指标如表2-3所示：

表2-3　各类科室的工作量指标

科室类型	科室举例	工作量指标
临床类住院科室	内科病区、外科病区等	出院人数、实际占用床日、手术量、会诊次数等
临床类门诊科室	内科门诊、外科门诊等	门诊量等
医技类科室	影像检查科	检查人次、检查部位数、检查项目数等
	检验科	检验项目数、检验标本数等
	手术室、麻醉科	手术量、麻醉例数等
医辅类、后勤类科室	消毒供应室、病案室、收费班组、后勤班组、车队等	收费人次、洗衣件数、维修工时、行车公里数等

四、科室资源投入

科室的资源投入主要体现为以下几个方面：人员、设备和场地。一方面，成本的发生往往和资源的投入相匹配，资源要素是成本分摊的重要参数；另一方面，在医疗资源稀缺的情况下，有必要从不同类型科室的角度分析其资源投入的情况以及对资源占用的情况、使用资源的效率，结合成本水平的分析，发现存在的问题，并做出相应的调整，以起到优化资源配置的作用。表2-4是不同类型科室的资源消耗情况。

表2-4　不同类型科室的资源消耗情况

科室类型	主要的直接资源投入	间接资源消耗
临床类住院科室	人员、医疗设备、床位、场地	手术室资源、监护室资源、医技类科室资源、医辅类与后勤类科室资源
临床类门诊科室	人员、诊间、医疗设备	注射室资源、医技类科室资源、医辅类与后勤类科室资源
医技类科室	人员、医疗设备、场地	医辅类与后勤类科室资源
医辅类、后勤类科室	人员、办公设备、场地	后勤类科室资源

结合上表，可以了解各类科室核算的资源要素。一般来说，人员数、资产设备价值、房屋面积和床位数是基本的核算指标。但随着核算的深入，一方面，对间接资源的消耗核算应该逐步建立起来，例如，手术室占用时间、诊间出诊工时和监护室占用床日数等；另一方面，对直接投入资源的核算，需要针对资源的特点进一步细分，例如，人员数量可细分为拥有不同专业类型的人员数量和不同级别职称的人员数量，而房屋面积则可细分为医疗用房面积与非医疗用房面积。

第三节　核算数据归集

确定了核算的内容后，需要进一步收集这些核算数据的明确口径，同时需要综合评估科室的收入、成本、工作量和资源投入等要素数据口径之间的匹配程度。基于此，可以考虑从相关性和重要性等方面选择合适的数据口径，然后将核算数据归集到各个核算科室中。

一、收入确认及归集

根据《医院财务制度》，医疗收入在医疗服务发生时依据政府确定的付费方式和付费标准确认。医疗业务具有一定的特殊性，经常会出现服务的发生与付费的时间点不一致的情况。以门诊病人为例，部分医疗服务是发生在收费行为之后，如一些门诊手术和检查，是病人交费后再预约手术治疗或检查的时间，也有部分治疗是在一定周期内按既定的疗程去完成，但在治疗开始前就已经支付了整个疗程的费用。然而，住院病人一般是先支付住院押金，在完成所有治疗后，办理出院手续时才进行结账。结合权责发生制、重要性等原则，收入的确认可选择如下口径：

（1）门诊病人以付费时点、付费金额作为确认收入的依据，住院病人以在院期间每天的记账时点、记账金额作为确认收入的依据。

目前较多的医院采用上述收入确认口径。因大部分医院的信息系统对于收费信息的记录是比较完整的，所以容易获取科室的收入数据。但是，从具体的科室来看，当医疗服务的发生时点与付费时点的差异较大且这种差异不均衡时，相应的收入与成本的匹配性就会减弱。

（2）门诊病人以医疗服务的发生时点、付费金额作为确认收入的依据，住院病人以医疗服务的发生时点、应收的收费金额作为确认收入的依据。

按医疗服务发生的时点进行收入确认，医院需要完善的信息系统，能在实际发生每项医疗服务时有相应的信息记录，同时也能将该项服务与收费行为相关联。当医疗服务的发生时点与付费时点的差异较大时，采用该口径确认收入，能更好地体现收入成本配比的原则。

医辅类、后勤类科室提供内部服务，若建立内部服务价格管理模式，则在内部服务发生时依据内部服务价格确认内部服务收入。

在明确收入确认的口径后，则需要将收入归集到相应的科室中。医疗收入归集时，如需要涉及医技类科室协作完成的收入，归集时应将这部分收入同时归集到开单的临床类科室、执行的医技类科室。具体如图 2-1 所示：

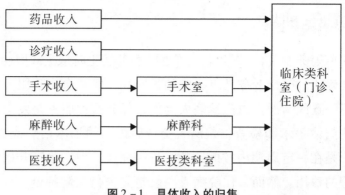

图 2 - 1　具体收入的归集

内部服务收入是指收入归集给提供服务的科室，同时作为成本归集给接受服务的科室。如图 2 - 2 所示：

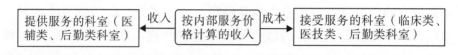

图 2 - 2　内部收入成本的归集

二、成本确认及归集

根据权责发生制原则，需对各类成本确认的口径进行梳理，明确确认成本的方法，然后将成本数据归集到各个核算科室。成本归集是指全院所有成本费用根据发生对象的不同，归集至相关的科室或部门。按照成本归集方式的不同，可分为直接成本和间接成本。

直接成本指可以直接计入成本核算对象的成本费用，具体指为开展医疗服务活动发生的直接成本，直接计入或采用按内部服务价格等方法计算后计入科室成本。间接成本指部分无法直接计入成本核算对象的成本费用，按照一定原则和标准分配后计入科室成本。如水电费，若医院内部不是所有科室独立安装水表、电表，则可以以面积、人数作为分配系数，将水费、电费分配计算到各科室中。类似的费用还有物业管理费、排污费等。以下是具体各类成本的确认及归集方法：

（1）人员经费：按考勤状况对全院人员所在的核算科室进行定位，按员工个人发生的各项工资、福利、绩效工资、社会保险等费用直接计入核算科室的成本。

（2）药品费：按当期的药品进价、消耗药品数量（包括向病人开出处方、医嘱的可独立收费药品与科室的消耗性药品）计入核算科室的药品成本。若信息系统支持，可进一步分别按收费与不可收费，西药、中成药与中草药，门诊用药与住院用药等因素对药品进行分类核算，增加分类核算有助于加强成本的分析与控制。

（3）卫生材料费：按当期的材料进价、消耗材料数量（包括可独立收费材料与不可收费材料）计入核算科室成本；在全面推行二级库存后，领用而未消耗的材料视同库存管理，不计入成本。若信息系统支持，可进一步分别按收费与不可收费、门诊与住院、材料发出仓库的不同、高值与低值等因素对卫生材料进行分类核算。对卫生材料的分类核算，尤其是区分高值与低值材料的核算，有助于加强材料成本的控制与管理。

（4）固定资产折旧费：按照规定的固定资产分类标准和折旧年限建立固定资产管理制度，按会计期间、固定资产类别和品种将固定资产折旧核算到每一个核算科室中。其中，房屋类固定资产按核算科室的实际占用面积计提折旧，其他固定资产按核算科室占用固定资产的情况计提折旧。

（5）无形资产摊销费：如无形资产可明确受益的科室，应在无形资产预计使用年限内采用年限平均法分期平均摊销，将无形资产摊销费计入受益的科室。

（6）提取医疗风险基金：医疗风险基金按医疗收入的一定比例提取，因此可将此费用按住院、门诊科室的医疗收入的相应比例计算科室成本。

（7）其他费用：主要是医院的各类运营、办公费用。其他费用的项目繁多，均按照权责发生制原则进行成本确认，从业务发生源头按科室进行采集。在实务操作中，因很多的费用支付与成本责任的发生时间是不同的，这里需要把握重要性原则，对一些影响重大的成本，应采用待摊、预提的方式，合理计入当期科室成本。以下对其他费用一些常见的费用归集方法举例说明：

房屋、设备维修费：常规维修费按科室实际发生数归集；对于多个科室共同受益的维修费，可根据占用面积等参数分配计入各相关核算科室。

设备维保费用：按维保期间分期计入。对符合大型修缮标准的固定资产维修支出增加固定资产原值，计提折旧。

水电费：按科室的实际水、电用量计算费用；无实际计量值的，可按面积或科室人数等参数进行分配归集。

三、工作量及资源投入要素的核算归集

科室的工作量、资源投入要素的核算一般是按照当期发生的具体数额按科室进行归集，但在这一过程中，涉及的指标较多，尤其是不同类型的工作量指

标是不同的，需要将每项指标的内容及数据采集口径定义清楚。其中，对于一些内部服务工作量，需要对提供服务的科室、接受服务的科室同时进行归集，如图 2-3 所示：

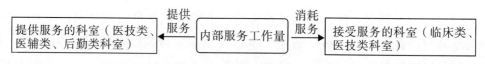

图 2-3　内部服务工作量的归集

第四节　成本分摊

成本分摊是整个成本核算流程中工作量最大、难度也较大的一个环节。根据《医院财务制度》，各类科室成本应本着相关性、收支配比及重要性等原则，按照分项逐级、分步结转的方法进行分摊，最终将所有成本转移到临床类科室。

一、成本分摊流程

（1）一级分摊：后勤类科室费用分摊是将后勤类科室费用按人员比例向临床类科室、医技类科室和医辅类科室分摊，并实行分项结转。

核算科室（临床类、医技类、医辅类科室）分摊的某项后勤类科室的费用＝该科室职工人数÷除后勤类外全院职工人数×当期后勤类科室各项总费用

（2）二级分摊：医辅类科室成本分摊是将医辅类科室成本向临床类科室和医技类科室分摊，并实行分项结转，分摊参数可采用收入比重、工作量比重、占用面积比重等。

某临床类科室（或医技类科室）分摊的某医辅类科室成本＝该科室医疗收入÷全院总医疗收入（或工作量比重、占用面积比重）×当期某医辅类科室各项总成本

（3）三级分摊：医技类科室成本分摊是将医技类科室成本向临床类科室分摊，分摊参数采用收入比重、工作量比重等，分摊后形成门诊、住院临床类科室的成本。

某临床类科室分摊的某医技类科室成本＝该临床类科室确认的某医技类科室收入÷某医技类科室总收入（或工作量比重）×当期医技类科室各项总成本

从成本归集到成本分摊的流程如图 2-4 所示：

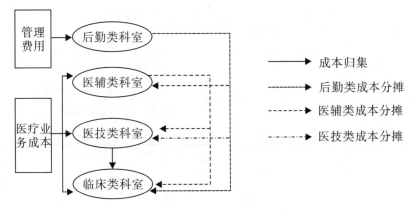

图 2-4   成本归集到成本分摊的流程

二、成本分摊参数

如何选择相关性较强的分摊参数是成本分摊过程中的难点。下面列举各级成本分摊中部分相关性较强的参数。

表 2-5   部分后勤类科室成本分摊参数

科室	分摊参数
维修班组	维修工时、维修次数等
百货仓库	人员、领用百货次数等
保安队	面积
行政部门	人员、面积等

表 2-6   部分医辅类科室成本分摊参数

科室	分摊参数
挂号组	挂号人次、挂号收入
门诊收费组	门诊量、门诊收入
住院结账组	床位、出院人数等
供应室	发出消毒品的数量
病案室	床位、出院人数等
被服组	洗涤数量
预约中心	预约人数

表2-7　部分医技类科室成本分摊参数

科室	分摊参数
影像检查科	检查收入、检查人次等
手术室	手术量、手术收入、手术时间等
麻醉科	麻醉例数、麻醉收入、麻醉时间等
输血科	发出血制品数量、配型工作量

（撰写人：梁允萍）

第三章　开展科室成本核算的基础工作

第一节　科室成本核算数据的来源

要实行全面、科学的医院成本核算，首先必须以及时、系统、真实的成本数据和资料为基础。因成本核算需要涉及大量的数据，为了提高成本核算的工作效率，医院应成立成本核算工作小组，成员包括财务、信息、人事、后勤、设备物资、统计、医务和护理等相关部门人员；应制定成本核算的工作制度，明确各部门在成本管理中的职责，督促各部门按时提交成本核算数据资料。

结合一般医疗机构职能部门的设置，成本核算所需数据主要的来源可概括如下：

一、收入

大部分医疗机构均使用 HIS 系统，医疗收入的数据可通过 HIS 系统采集。但也有部分收入不在 HIS 系统的采集范围内，这些收入可通过账务系统采集。而内部服务的收入，则需要由内部服务的部门采集数据或有相应的管理系统，通过这些管理系统进行采集。各类收入数据采集方式如图 3-1 所示：

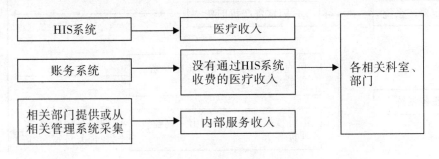

图 3-1　各类收入数据采集方式

二、成本

理论上，医院的所有成本费用数据都会体现在账务处理中，但细分到科室的成本数据需要各经办部门的业务人员整理提供，或者直接从相应的管理系统采集。在信息系统建设比较完善的医院，成本数据的来源主要分为如下几类：

（1）可直接通过相关信息系统采集的数据。例如：人员经费、药品费、各类物资材料消耗、固定资产折旧费等直接采集相关业务系统的数据。

（2）各类报销的费用通过账务处理时归集到相应的科室中。例如：科室通过报销的各项业务支出（如各项维修费、业务费、办公费等），在编制凭证的同时归集到相应的受益科室。

（3）部分未能通过系统生成，但编制凭证进行归集工作量又太大的成本数据，由相关科室、部门提交报表，通过成本核算系统或信息模块设置数据导入功能，将成本数据归集到核算中。例如：水电费等。

各类成本数据的来源如图 3-2 所示：

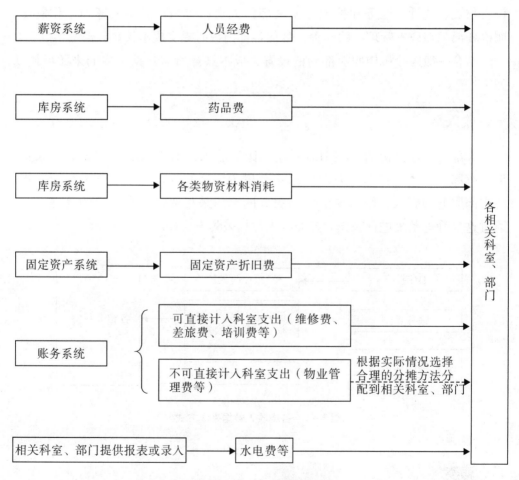

图 3-2　各类成本数据的来源

三、工作量及资源投入要素

一般情况下，外部工作量的数据主要来源于医疗统计报表，而内部工作量和各种资源投入的数据，主要由医院内部各种管理信息系统产生或者由相关科室填报。在医院逐步推进信息化建设的过程中，成本核算部门应积极参与，对成本核算需要的相关数据进行思考与设计，嵌入信息系统建设需求中，以逐步提高成本核算的工作效率及数据的真实可靠性。下表为从成本核算角度对手术业务信息进行设计的数据表。

为手术业务信息成本核算设计的数据表

申请科室	执行科室	住院手术室			门诊手术室			……
		手术例数	手术时间	手术收入	手术例数	手术时间	手术收入	
住院科室								
外科								
内科								
妇产科								
……								
门诊科室								
外科								
内科								
妇产科								
……								
合计								

第二节　核算单元的设置

一、梳理核算单元的重要性

医院的组织机构是一个相互依存、相互制约的完整体系，核算单元的设置涉及医院内部核算管理的方方面面。为保证管理的有效性和持续性，核算单元应以医院现有的组织架构为基础进行设置。

在大型医疗机构逐步发展的过程中，科室往往不重视名称、定义、代码的规范统一，因此在信息系统中，科室往往会出现多种名称、定义不清晰，数据

"父子"关系不明确的现象。这种情况会给成本核算工作的开展带来不可忽视的挑战。

因此，理想状况应是在开展成本核算工作前，由多部门联合组成的成本核算工作小组全面梳理现状下的科室架构，从医院层面统一梳理、规范院内科室名称，能在信息系统中进行规范更改的则予以更改，不能更改的则要建立明确的对应关系，同时对以后科室名称的新增、更改、取消等建立审批管理制度，逐步使科室的架构规范化。这样才能促进成本核算工作效率和准确性的逐步提高。

二、确定核算单元的细分程度

从提高成本核算的精细化角度来看，科室核算单位应尽可能最小化，临床类科室可以细分到病区、医疗组和护理单元等，医技类科室可以细分到实验组和业务工作组等，后勤类科室可以细分到具体班组，如水电组、机械组。核算单元的细分程度决定了医院的管理深度，在医院管理能够监控的前提下，越细致的核算单元越能体现医院成本的真实状况。但是，不同医院的管理基础是不同的。如果仅仅实现了核算单元的细分，但各类数据的细分程度不匹配、不能按最小核算单位进行采集，这样的细分是没有实际意义的。因成本核算涉及大量的数据归集，所有数据细分程度每递进一个层级，都需要投入管理成本，所以对核算单元的细分程度应结合重要性原则进行考量。

另外，从成本核算的角度来看，同属一个学科但业务内容、处理流程不同的专业组应独立设置单元进行核算，因此，成本核算的科室单元并不完全等同于医学上的学科专业划分。要准确核算成本，应依据业务的不同性质规范核算科室的设置，并选择相应的核算方法。例如，在医院行政架构下血液科分管血液病区、血液室，血液室可面向全院的临床类科室提供一些血液检验的医疗服务。因此，在设置核算单元时，需要分别设置血液病区和血液室，血液病区属于临床类科室，而血液室则属于医技类科室，血液病区和血液室之间若存在公共的成本耗费，应把这部分的成本按相关性较强的因素分配在两个科室之间。血液室的成本核算出来后，还应进一步向接受其服务的临床类科室分配。

医院的各类型核算单元细分可按图3-3的脉络逐级划分：

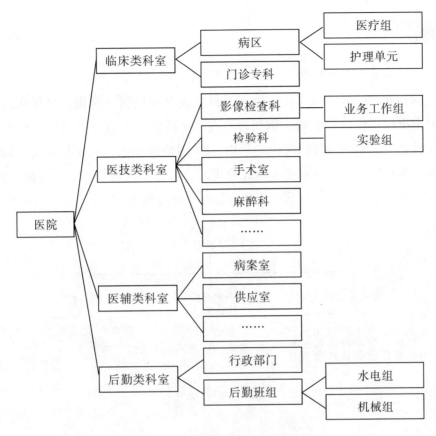

图 3-3　医院各类型核算单元细分

第三节　收入和成本核算项目的细分

　　在确定核算内容的同时，要结合应用的要求来考虑细分的程度。一般来说，对收入的核算按类别进行核算，即按收入的内容划分不同的明细项目，如挂号收入、床位收入、诊察收入、检查收入、治疗收入、手术收入、化验收入、护理收入和其他收入等。对成本则是按成本的内容划分不同的明细项目，如人员经费、药品费、卫生材料费、固定资产折旧费、无形资产摊销费、其他费用等分类核算。在核算上述分类实际应用结果时，会发现若要进行精细化的管理，收入、成本项目还要进一步细分。以下以一些实际应用的情况来说明对收入、成本项目细分的几种做法：

一、收入

1. 按产生收入的环节细分

费别相同的收入，既存在由临床类科室独立提供服务实现，也存在需要医技类科室提供协作服务实现。例如检查费，一些由病区直接完成床边检查的项目属于检查费，而影像部门提供的超声、CT 等影像检查也属于检查费，而对这两种情况进行区分，后续对成本展开分析时，可将相应的收入与之匹配。因此，在按费别核算的基础上，可按产生收入的环节细分收入项目，如图 3-4 所示：

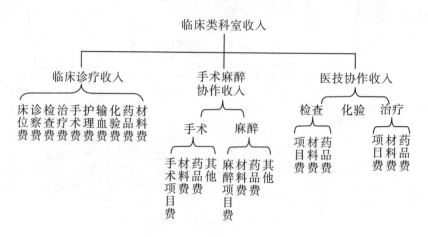

图 3-4　临床类科室收入细分

2. 按执行的角色细分

疾病的诊疗，除了需要各医技类科室的协作支持，有时在临床类科室之间也经常存在相互提供支持性的诊疗服务，比如会诊、专科性手术和治疗。这些服务并不由病人所住病区的医生提供，而是由其他临床类科室派出医生完成。因此，从责任会计的角度来看，对各类责任中心进行业绩评价有必要将本科执行收入与非本科执行收入区分核算。所以，临床类科室在以本科收治病人产生的收入进行核算的基础上和信息系统支持的情况下，可进一步从执行的角度进行收入细分，如图 3-5 所示：

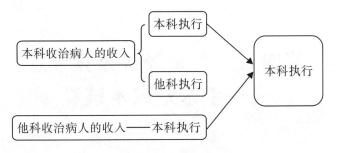

图 3-5　从执行的角度细分收入

二、成本

1. 结合成本管控的目标对成本项目细分

成本核算的结果最终要转化到各种具体的应用中，其中一项应用就是对成本行为的管控，这时有必要对一些成本项目从不同的角度进一步细分。以下以药品费和卫生材料费为例。

药品费细分，可从如下角度考虑：

（1）是否收费：收费、不可收费。

（2）种类：西药、中成药、中草药。

（3）医疗环节：门诊、住院、手术、检查。

卫生材料费细分，可从如下角度考虑：

（1）是否收费：收费、不可收费。

（2）种类：放射材料、植入器材、介入器材、血液材料、医用气体等。

（3）使用次数：一次性使用、可循环使用。

（4）采购来源：进口、国产。

2. 根据成本流转的过程细分

对于临床类科室来说，可控性最强的是各项能直接归集的成本，对于各种分摊的成本，临床类科室往往能控制的是其中一部分，这个可控的部分一般会相对转换为分摊参数，但发生的成本水平及效率更多地还是由提供服务的科室掌握。因此，有必要在按成本内容细分核算的基础上，进一步细分成本的来源是直接归集成本还是分摊成本。一般来说，分摊成本比重最大的是各医技类科室的成本，因此，可将医技类科室的分摊成本独立归为一类。

（撰写人：王琳）

第四章　科室经济核算难点
——手术室成本核算

在医院成本核算中，手术室具有效益中心和成本中心双重属性，其成本的归集和分摊一直以来是医院成本核算的难点和重点。手术室成本能否采用适当、合理的方式进行归集和分摊，在很大程度上影响了临床类科室间接成本的合理性，从而直接影响医疗服务项目成本的准确性。

第一节　手术室成本的分摊方法

随着医院全成本核算的不断完善，手术室成本核算的思路和方法也在不断地推进和更新。现按时间顺序，将手术室成本的分摊方法大致分为以下三种：

一、按统一标准分摊

按照收支配比原则，在手术室产生的手术收入归集至执行手术的临床类科室，则手术室产生的成本也由相应的临床类科室承担。

此阶段的做法是将手术室的全部成本统一按手术收入或手术时间、手术例数等标准分摊至各手术类科室。如图 4-1 所示：

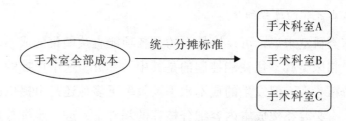

图 4-1　按统一标准分摊手术室成本

此方法的优点是能够体现科室开展手术的完整成本情况，基本符合收支配比原则；弊端是由于手术室成本内容的多样性，将不同类成本按统一标准进行分摊，模糊了不同类成本之间的界限，在一定程度上降低了数据的准确性，违背了会计核算的相关性原则。

二、按成本属性选择相应标准分摊

此阶段成本核算过程中，将手术室成本按其成本属性进行分类和归集。

与收入相关性较强的成本，如手术材料、手术药品等按手术材料收入、药品收入分摊至各手术类科室；与手术时间相关性较强的固定成本，如手术室护士的人力成本、手术室的水电等后勤辅助成本等，按手术时间分摊至各手术类科室。分摊方法如图4-2所示：

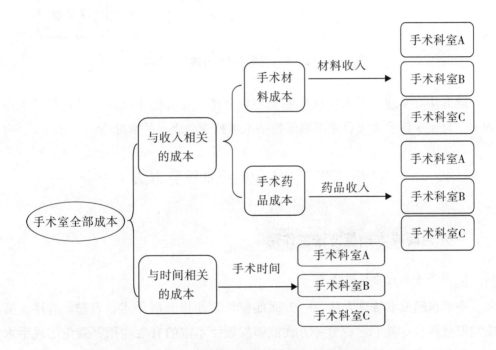

图4-2　按成本属性选择相应标准分摊手术室成本

此方法的优点是大大提高了手术室成本分摊的相关性、合理性和准确性；弊端是手术室发生的与时间相关的固定成本将可能因成本的波动或手术时间的变化而变化，从而造成手术类科室承担手术成本的不稳定性和不确定性，不利于手术类科室及时掌握手术成本情况，控制成本水平。

三、按手术包间成本核算分摊

手术包间成本核算的方式，即将手术室成本中与时间相关性较强的固定公共成本进行归集和测算。如图4-3所示，测定每个手术间每天的固定公共成本水平，即手术包间日成本。由手术室对各手术类科室占用手术包间的时间进行统一安排，例如：科室 A 每周一占用手术包间 1，科室 B 每周二、三占用手术包间 1；则科室 A 每月承担 4 个手术包间日成本，科室 B 每月承担 8 个手术包间日成本。此成本水平在一定时期内保持不变。

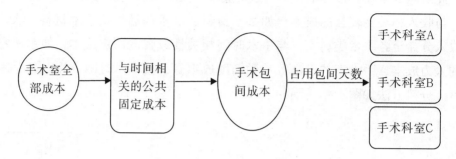

图 4 - 3　按手术包间成本核算分摊手术室成本

此方法既实现了手术室成本的合理化分摊，又有助于提高手术包间的利用效率，且便于各手术类科室准确掌握手术可控变动成本的情况。

第二节　手术包间成本核算方法

一、手术包间成本核算方法的作用

1. 提高手术室的利用效率

手术包间成本核算方法，一方面促使科室积极开展手术，合理、有序、紧凑地安排各自专科手术；另一方面能够保证手术室的有效利用，避免出现手术室闲置的情况。

2. 有利于对手术室进行效益分析和成本控制

实行手术包间成本核算方法后，由于能够确保手术室成本的合理分摊，则手术效益的好坏主要取决于开展手术的数量和手术边际贡献的大小。因此，科室可通过提高手术室使用效率，增加手术例数，调整手术结构，控制手术变动成本率，从而有效地提高手术效益。

3. 加强对手术室的管理和考核

由于手术室在医院中起到管理和调配手术资源的作用，很难将其纳入成本中心或效益中心进行绩效考核和管理。实行手术包间成本核算方法后，可以加强对手术室可控成本的准确计量和持续跟踪，手术室利用率、可控成本的变动情况将为考核手术室是否合理安排手术、是否有效进行成本控制提供依据。

二、手术包间成本的内涵

手术包间成本是指手术室的公共固定成本，与手术类科室开展手术例数、收入等无关的成本，包括手术室人员成本、水电费、房屋折旧费、后勤辅助费用、被服洗涤费用、消耗性药品和卫生材料费用以及公共医疗设备折旧费、房屋设备维修费、物业管理费用等公共成本。

三、手术包间成本的测算方法和步骤

（1）选取合适的期间，即手术室固定成本并无较大变动或更改，能够准确反映手术室成本一般水平的期间，针对此期间手术室发生的成本进行归集和整理。

（2）区分专用成本和公共成本，剔除不应包含在包间成本中的成本。

①手术直接成本，包括可收费的药品和卫生材料成本。

②可划分至各专科的专用医疗设备折旧及可归集的维修费等。

③麻醉科需承担的成本。由于麻醉科需在手术室进行麻醉工作，其收入产生于手术室，相应地也需承担手术室部分公共成本，可按该期间麻醉收入与手术收入的比例，计算麻醉科应承担的手术室公共成本金额。

（3）包间成本的归集和测算。

剔除上述成本后剩余的成本即为手术包间成本，将此部分成本按选取期间的工作日和手术间数量进行分摊，即可得出手术包间日成本水平。

以上步骤可由以下公式进行概括：

$$\frac{\text{手术包间}}{\text{日成本}} = \frac{\text{手术室全部成本} - \text{手术直接成本} - \text{专用成本} - \text{麻醉科承担成本}}{\text{工作日总数} \times \text{手术间数量}}$$

（撰写人：吴立敏）

第五章　科室经济核算难点
——门诊成本核算

由于大多数临床类科室兼门诊和病房的工作，在对临床类科室进行核算和考评时多将门诊和病房作为整体进行考核；但同时，为了方便科室清晰了解门诊、病房的收支结余情况，对门诊、病房进行合理的资源调配，于是对门诊科室进行准确、合理、全面的收入成本核算成了建立医院全成本核算体系的关键。

第一节　门诊收入的归集方法

根据收支配比原则，门诊科室产生的诊疗收入、药品、材料收入均归集至门诊科室；门诊科室开单，在技诊科室或病房发生的检查或治疗收入归集至相应的技诊科室或对应的病房。

第二节　门诊成本的核算方法

一、可直接归集至专科的成本

1. 药品、卫生材料的成本

根据收支配比原则，门诊科室产生的药品、材料收入对应的可收费药品、卫生材料成本直接计入门诊专科。

2. 人力成本的划转

由于医生人力成本同时体现在门诊和病房，需将医生人力成本采用一定的分摊比例在门诊和病房之间划转，例如，可根据医生出诊工时划转人力成本。

门诊专科人力成本 = Σ出诊医生人力成本

$$出诊医生人力成本 = 医生个人薪资 \times \frac{出诊工时}{工作日总工时}$$

例如，某医生××年×月共出诊28小时，该月份工作日总工时为140小时，则此医生划转至门诊的人力成本为该医生当月薪资的28/140，该月份该门诊专科人力成本为在该门诊专科出诊的所有医生划转人力成本之和。

3. 专科专用医疗设备的折旧费

由于某些门诊专科需使用一些特定医疗设备进行特殊检查和治疗，如口腔科、眼科、耳鼻喉科等。此部分专用医疗设备费用直接归集至相应的门诊专科。

4. 其他可直接归集至专科的成本

如门诊专科专用的五金、百货材料，专科专用的维修费等。

二、不可归集至专科的间接成本

间接成本是指多个对象的共同成本，它们无法被直接追溯到某一具体服务或业务流程中，与所提供的服务没有密切因果关系。为了说明医疗服务项目成本的完整性，间接成本的一部分必须与每一单位的服务成本联系起来。

不可归集至专科的间接成本包括以下内容：①折旧费：指房屋折旧、固定资产折旧和公共医疗设备折旧费用；②水电费；③物业管理费：指清洁费、保安工资、医疗垃圾/生活垃圾处理费、洗涤费等；④后勤辅助费用：指前线服务中心、药房、收费处、总务等后勤辅助部门的支出；⑤门诊部公共费用：指分诊台、注射室、门诊办公室等门诊公共部门和区域的全部费用；⑥其他费用：指其他不可直接归集至专科的间接公共成本。

1. 传统的门诊公共成本核算方法

传统的门诊公共成本核算方法是根据相关性原则，按一定标准，将不可直接归集至门诊专科的间接成本分摊至各门诊诊室，再根据各门诊专科占用诊室情况计算各专科负担的公共间接成本。如下图所示：

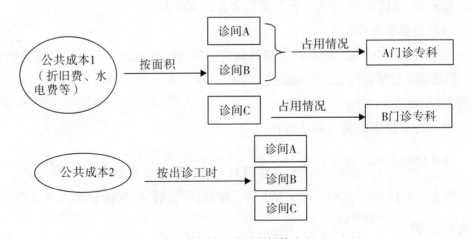

传统的门诊公共成本核算方法

例如，按诊室占用面积分摊门诊部折旧费、水电费等；按各专科出诊工时分摊物业管理费、后勤辅助费用等。

传统的门诊公共成本核算方法的优点是能够将门诊部全部成本真实、完整地反映在各门诊专科，缺点是专科的门诊成本可能随门诊部公共成本的波动而波动，不利于科室清晰、及时地了解和掌握本科的门诊成本水平。由此便产生了诊间成本核算方法。

2. 诊间成本核算方法

诊间成本核算方法是将门诊间接公共成本进行归集和测算，测定每个诊间（或每类诊间）每天的公共成本水平，即诊间成本，再根据门诊专科占用诊间天数，计算某期间门诊专科的诊间成本。下面介绍关于诊间成本核算方法的测算步骤：

（1）将诊间分类分级。

此步骤针对门诊诊间面积、规格、采光、设施新旧程度等差异较大的医院，各诊室条件基本一致的医院无须分级。可将全部诊间分为 A、B、C 三个级别（可根据诊间条件差异适当增多或减少级别）。

（2）确定不同级别诊间的系数。

确定各级别诊间承担成本的比例，承接上文，以 B 级诊间为标准诊间，确定 A 级诊间系数为 1.2，B 级诊间系数为 1，C 级诊间成本系数为 0.8。则 A 级诊间成本相当于 1.2 倍的标准诊间成本，C 级诊间成本相当于 0.8 倍的标准诊间成本。

（3）确定某期间门诊间接公共成本金额。

例如，某医院 ×× 年门诊折旧费（提出专用医疗设备折旧费后）、水电费、物业管理费、后勤辅助费用、公共费用等合计 200 万元。

（4）折算标准诊间数。

承上例，例如，该医院门诊 A 级诊间共计 30 个，B 级诊间 50 个，C 级诊间 20 个；则折算成标准诊间后，该医院共计 102（$102 = 30 \times 1.2 + 50 \times 1 + 20 \times 0.8$）个标准诊间。

（5）计算标准诊间成本（每日）。

$$标准诊间成本（每日）= \frac{某期间间接公共成本合计}{标准诊间数 \times 该期间工作日合计}$$

承上例，例如，×× 年共计 250 个工作日，则该医院标准诊间成本（每日）约为 80（$80 = \frac{2\ 000\ 000}{250 \times 102}$）元。

（6）计算各级诊间成本（每日）。

各级诊间成本（每日）＝标准诊间成本（每日）×诊间系数

承上例，例如，某专科××年×月占用2个A级诊间5个工作日，3个B级诊间4个工作日，1个C级诊间4个工作日，则该专科当月的诊间成本为2 176（2 176＝2×5×96＋3×4×80＋1×4×64）元。

诊间成本核算方法的优点是有利于门诊专科根据占用诊间数量和天数直接判断该期间承担的诊间成本水平，从而避免因公共成本波动引起门诊效益波动的情况，有利于科室进行合理的经济效益管理。

（撰写人：吴悠）

第六章　科室经济核算难点
——后勤辅助科室成本核算

第一节　后勤辅助科室的内涵及成本构成

后勤辅助科室是指服务于医疗业务科室和医技类科室，为其提供辅助服务的科室。例如，前线服务中心、药房、收费结账处、机电维修科、被服供应中心、供应室等。

后勤辅助科室的成本主要包括两部分：变动成本和固定成本。

变动成本是指在相关范围内，后勤辅助科室成本的发生与工作量相联系，随着业务量的变化而同比例变动的成本。主要包括药房的药品、供应室的卫生材料、机电维修科的维修材料等。

固定成本是指后勤辅助科室在较长时期和一定范围内，成本总额不随业务量变动而变动的成本，主要包括人员成本、房屋及固定资产等折旧和维修费、科室业务费用和办公费用等。

第二节　后勤辅助科室成本的核算方法

一、采用完全成本法进行成本分摊

1. 成本分摊的基础

成本分摊要把每一项成本都分摊到导致其发生的成本对象中去。把成本和成本对象联系起来的媒介是成本动因，通常被称为成本分摊的基础。在实际工作中，人们常常将主要成本通过成本动因逐项分配到部门、工作和项目中去。

各临床开始的需求导致后勤辅助科室服务的产生与存在，而后勤辅助科室服务的提供又导致其成本的发生。在选择以分摊后勤辅助科室成本为基础时，要尽量找出恰当的形成因素，即分摊标准（费用分摊标准的恰当性是指费用分摊所依据的标准与所分摊的费用额具有比较密切的联系，分摊将比较接近实际情况，分摊标准的资料比较容易取得，分摊计算过程切实可行），如此方能使服务成本分摊更加准确。而管理人员通过掌握成本的形成因素，就能更好地控制后勤辅助成本的耗费。

总的来说，分摊后勤辅助科室费用的基础标准主要有两种：

（1）消耗类分摊标准。如服务量、服务工时、公里数等。

（2）成果类分摊标准。如科室占用面积、人数、医疗收入等。

应该尽量对所有相类似的责任中心运用一致的成本分摊依据。当然，并不存在可以适合所有中心的分摊依据，但是相似成本中心的成本分摊应该使用相同的方法。某大型三甲医院各类后勤辅助费用分摊标准明细如表6-1所示：

表6-1　某大型三甲医院各类后勤辅助费用分摊标准明细

分摊成本内容	分摊标准
医疗输送部总支出	输送病人工时
被服中心洗衣费用	洗涤量
车队总支出	出车公里数
机电维修科总支出	内部服务价
公共部分电费、公共房屋折旧费	科室占用面积
水费	科室人数
前线服务中心总支出	预约人次
供应室总支出	供应室发出卫生材料金额

2. 成本分摊的步骤

（1）确定某成本对象某个期间所需分摊的相应后勤辅助费用总额；

（2）为待分摊成本确定合适的分摊标准；

（3）计算该期间所选分摊标准的总量；

（4）以每种待摊成本总额除以分摊标准的总量得到该待摊成本的成本率；

（5）统计该期间该成本对象所消耗的各种分摊标准的数量；

（6）把各种分摊标准对应的成本率和成本对象所消耗的各种分摊标准数量相乘，得到应承担的后勤辅助成本。

3. 成本分摊的方法

（1）直接分摊法。

这种方法是指各后勤辅助科室之间相互提供的服务量忽略不计，只是将后勤辅助科室的全部成本按收益大小分摊到后勤辅助科室以外的各科室的一种方法。直接分摊法的流程如图 6-1 所示：

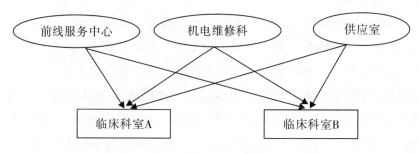

图 6-1　直接分摊法示意图

如此分摊成本的一个目的是鼓励科室间相互监督和科室内部的成本控制。这种方法只适合各后勤辅助科室之间互相耗用对方服务量不多，或各后勤辅助科室之间耗用对方服务量大致相同的情况。

（2）顺序分摊法。

采用顺序分摊法，先要选择一个向其他后勤辅助科室提供服务最多的后勤辅助科室作为第一分摊顺序，然后以此类推，并且后一顺序的后勤辅助科室只向医疗业务科室和居于其后位的后勤辅助科室分摊成本，而不再向居于其前位的科室分摊成本。顺序分摊法的流程如图 6-2 所示：

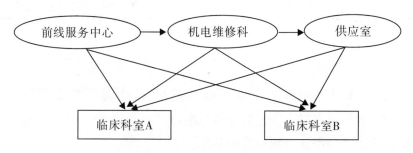

图 6-2　顺序分摊法示意图

顺序分摊法允许对每一次成本分摊采用不同的分摊标准，增强了成本转移的准确性和可信性，并且提供了额外的、可用于制定决策的业绩考评指标和信息。但顺序的确定有主观因素在内，而由此又会导致劳务单位成本产生巨大差异，引起各责任中心管理者之间的矛盾（及时接受分摊的中心及其费用水平并未发生变动，不同的分摊顺序也会产生不同的成本核算结果），且没有考虑到为服务科室之间相互提供劳务。

（3）交互分摊法。

交互分摊法是指在完全考虑各科室之间互换成本的基础上，将某一后勤辅助科室成本在其他各后勤辅助科室及医疗科室交互分摊的一种精确计算成本的方法。交互分摊法的流程如图6-3所示：

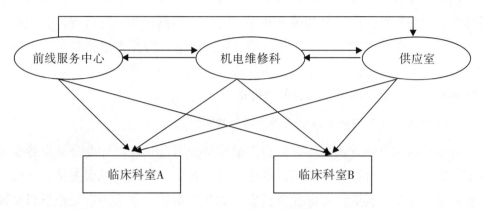

图6-3　交互分摊法示意图

由于在各后勤辅助科室之间分摊费用，采用交互分摊法的结果较为准确，同时也能促使各后勤辅助科室降低相互的消耗，但服务成本要等到所有科室成本均结算完成后才能进行分摊，会影响成本分摊的及时性。为了防止费用在各科室间无限循环地分摊下去，必须规定交互分摊次数，以提高成本分摊过程的效率。

"一次交互分摊法"是一种简便的交互分摊法，它是指首先对后勤辅助相互提供的服务费用在各后勤辅助科室进行一次交互分摊，然后将各后勤辅助科室交互分摊后的实际成本直接分配给后勤辅助科室以外的收益科室的一种成本分摊方法。

某后勤辅助科室交互分摊前的单位成本＝该科室待摊总成本÷该后勤辅助科室对外提供的总服务量

某后勤辅助科室应分摊的费用＝该科室耗用的服务量×交互分摊前的单位成本

然后将各后勤辅助科室交互分摊前的待摊总成本加交互分摊转入的费用减交互分摊转出的费用，再按直接分摊法，在后勤辅助科室以外的科室进行分摊。

二、采用内部服务价格核算业务科室应承担的后勤辅助成本

医院内部各责任中心在经营过程中，既相互联系又相互独立地开展各自的

活动。为了合理地评价内部各责任中心的绩效，明确区分各自的经济责任，使各责任中心的绩效考评与考核建立在可比的基础上，对各责任中心之间的经济往来，必须根据各责任中心业务活动的具体特点，按照等价交换的原则，制定具有充分经济依据的内部服务价格。

内部服务价格，又称内部结算价格或内部转移价格，是指一个企业或集团的各责任中心相互提供产品和劳务所采用的一种结算价格。英国特许管理会计师协会对"内部服务价格"（转让价格）的定义是：转让价格指"从一个加工阶段或一个部门转移到另一个加工阶段或另一个部门，或从集团企业的一个单位转移到另一个单位的商品或劳务的价格"。

1. 采用内部服务价格分摊方法的原因和意义

普通的成本分摊方式是将医院的后勤辅助费用以一定的标准分摊至各业务科室，能明确计量后勤辅助科室提供劳务对象和数量的，则根据提供劳务数量将辅助费用分摊至接受劳务的业务科室（如机电维修成本，一般是根据科室维修次数统计情况，将机电维修总成本分摊至维修科室）。

此种分摊方法的不足之处就是不能明确体现出后勤辅助科室每次提供劳务的成本情况，而且后勤辅助科室发生的很多成本为全院性服务成本，例如，机电维修科对机房的巡查和监控、对电梯的维修等，均为全院性维修成本，而如果某个月只有少数几个业务科室接受机电维修科的劳务，则导致所有全员性维修成本均由获取辅助科室少量劳务的几个业务科室来承担，就必然缺乏合理性和公平性。

实行内部服务价格则能较好地避免以上的不足，即将后勤辅助科室成本划分为公共成本和个别服务成本，公共成本以一定比例由所有业务科室每月固定承担，个别服务成本则由内部服务价格来弥补和体现。

另外，采用内部服务价格的成本分摊方法，使后勤辅助科室为业务科室提供的各种劳务能够量化定价，有利于业务科室明确接受特定劳务的成本情况，明确经济责任，从而积极主动地控制成本，有利于培养业务科室的节约意识。

2. 内部服务价格的实施步骤

现以某大型三甲医院的机电维修内部服务价格的推行为例，探讨内部服务价格的实施步骤。其制定内部服务价格的基本步骤和流程如图 6 - 4 所示：

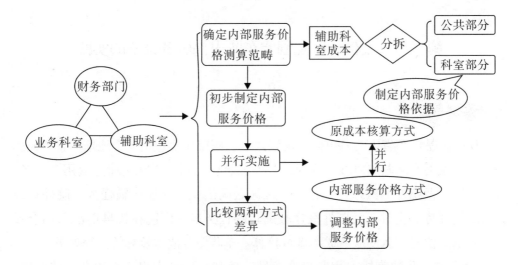

图6-4　某大型三甲医院制定机电维修内部服务价格示意图

（1）确定内部服务价格测算范畴。

首先应该明确实行内部服务价格的劳务是属于可以具体到科室的劳务，而非全院性公共服务，如果科室服务性质含有全院性公共服务的部分，则需将此部分劳务剔除，再测算内部服务价格。

（2）初步制定内部服务价格。

根据市场平均价格制定出每项维修工作的服务价格，每次为科室提供维修服务时，填写维修单，明确科室、本次维修金额，由维修科室签名确认后生效。每月统计各科室维修费用，编制"科室机电维修费用情况表"。

（3）内部服务价格与原有成本核算方式并行实施。

（4）比较内部服务价格与原核算结果的差异。

（5）完善内部服务价格，推行内部服务价格结算。

根据差异调整内部服务价格的不合理之处，完善内部服务价格。当内部服务价格相对完善和合理之后，可正式施行内部服务价格结算，并可进一步在内部服务价格的基础上建立相应的绩效考评体系。

通过运用内部服务价格核算成本，让各科室直接购买原来的间接服务，而不在各科室之间分配这些成本，可以使科室主管认真关心本科室的成本。内部服务价格能促使各责任中心加强经营管理和提高经营效果，同时也提高了医院的整体经营效果。

不能期望一种内部服务价格是永久性的，它通常会随成本、供需、竞争力以及其他因素的变动而变动。内部服务价格一般可以在两年后全部调整一次，以便在一段相对稳定的时间内让各责任中心持续提高效率、维护好控制成本的既得利益。

第三节　案例：医院制定车队内部服务价格的实践

一、案例背景

G 医院是广东省大型三甲公立医院之一，医院主要包括 4 个地理位置不同的院区。医院的车队归属总务处管理，服务内容包括执行 120 院前急救用车服务、院区之间以及院外的医疗运输任务、院区之间的职工交通运输任务、院外行政办公运输任务、应对特发事件医疗救助运输任务等。医院在较早期已采用全成本核算的方法对车队的服务成本进行核算。车队服务成本核算的流程如下：

（1）将车队的直接费用归集在车队，例如，人员支出、汽油费、路桥费、折旧费等。

（2）相关的间接费用按照一定的分摊标准进行分摊计入车队，如未能直接归集的水电费、接受其他后勤辅助科室提供服务的成本费用等。

（3）车队每月将各类科室及部门（包括业务科室、行政部门）用车发生的行驶公里数提供给核算部门，核算部门以行车公里数作为分摊参数，将车队成本分摊计入各使用科室。对车队服务成本采用全成本的核算方法，较完整地对车队成本进行了核算反映，让管理者掌握车队的运行成本情况。将车队成本按照行车公里数分摊计入各个用车科室，则有利于加强科室的用车成本意识，减少不必要的用车，提高成本消耗效率。

二、制定车队内部服务价格的动因

随着科室的成本意识提高，采用全成本方法对车队服务成本进行核算也面临着一些问题：

（1）成本控制责任的界定不清。医院内有一些科室申请派车到异地接收患者，因此，科室管理者经过若干个月的数据比对后，对于每月的行车成本金额不同提出了疑问。核算部门反馈的主要影响因素包括两方面：一是车队的成本水平并不总是处于恒定状态；二是根据行车公里数分摊车队服务成本，会受到当期总体行车公里数变化的影响。从接受服务的业务科室角度来看，该种核算方法有不合理之处，业务科室可控的只是用车的需求，即服务量的需求，对于车队的服务效率是无法控制的。因此，采用全成本方法并不能将提供服务的车队与接受服务的临床类科室的成本责任区分清楚。

（2）对于资源动因不同的服务核算细化程度不足。医院的分院与总部院区有一定距离，会使用救护车接送病人检查、转区，也会用交通车接送职工上下班，同时也有一些临时性的行政用车。分院认为对于使用不同类型的车辆，成本应该是不同的，例如，救护车的成本与交通车的成本应该有所区分，现在的核算方法无法反映各部分的成本情况。而从医院总体的角度去考虑，结合外部关于公车改革的政策要求，对行政用车是管控的重点，因此，有必要独立核算反映行政车的成本。

基于上述原因，医院核算部门与业务科室、车队进行沟通后，开始启动制定车队内部服务价格的工作。

三、制定车队内部服务价格的工作流程

1. 调研分析成本属性与资源动因

（1）与车队管理人员沟通，调研了解车队的业务特点。经过与车队沟通，确认将车队的业务主要分为三大部分：救护车业务、片区间交通车业务、行政用车业务。

（2）确认车队的成本属性。车队的成本包括人员支出费、汽车折旧费、办公类固定资产折旧费（包括办公设备和家具折旧费、办公室的房屋折旧费等）、汽车运营费（燃油、路桥、保险、维修等）、汽车租赁费、物资材料费（百货材料、五金材料等）、水电费、其他费用（物业管理费、分摊其他辅助科室费用等）。根据成本属性，将上述成本划分为两大类：固定成本、变动成本。其中人员支出费、汽车折旧费、其他固定资产折旧费、汽车保险费、汽车维修费、汽车租赁费、水电费、其他费用划归为固定成本，汽车燃油费、路桥费、物资材料费划归为变动成本。具体见表6-2。

表6-2　车队成本划分

成本属性	成本项目	资源动因
固定成本	人员支出费	人数
	汽车折旧费	汽车资产价值
	其他固定资产折旧费	人数
	汽车保险费、汽车维修费	汽车资产价值
	汽车租赁费	租赁汽车资产价值
	水电费、其他费用	人数
变动成本	汽车燃油费、路桥费、物资材料费	行车公里数

（3）采用作业成本法思路，将车队的三大项业务视为三类作业，分析各类

作业的资源动因。

2. 数据收集与测算

收集整理车队前三年的全成本核算数据。根据资源动因的不同，将车队的固定成本、变动成本分配到具体的救护车业务、片区间交通车业务、行政用车业务三类作业中，得出每类作业的总成本。

对于各类科室耗用车队不同服务（作业），作业动因均是行车公里数。因此，将三部分作业的成本除以各类作业的行车公里数，则计算得出每类作业的单位行车成本，作为车队的内部服务价格。

四、实践应用

在制定了车队的内部服务价格后，对于各个用车部门，每月的车队服务成本等于当期分别使用车队各类作业的行驶公里数乘以相应作业的内部服务价格，以此成本数据作为对用车部门成本效率的评价依据。而对于车队，则在一定时期内对车队的实际总成本与按内部服务价格核算的服务成本进行对比分析，以两者的差异值作为评价车队投入产出效率的依据之一。及时将核算情况反馈给车队，促进车队加强管理、查找差异原因并持续改进成本管理。加强与车队的沟通，当车队投入资源发生重大变化时，及时更新内部服务价格的测算，建立内部服务价格调整的相关管理制度，适时调整内部服务价格。

（撰写人：娄兴汉）

第七章　医疗服务项目成本核算

对医院而言，医疗服务项目就像企业中的产品，是医院提供医疗服务最基本的单位。只有清楚、准确地核算出医疗服务项目的成本，才能有助于制定合理的价格。医疗服务项目成本核算，也是推进病种成本核算、按疾病诊断相关分组（DRGs）成本核算的基础。

第一节　医疗服务项目成本核算的基本概念

对医院而言，根据核算对象的不同，成本核算可分为科室成本核算、医疗服务项目成本核算、病种成本核算、床日和诊次成本核算。其中，医疗服务项目成本核算是以各科室开展的医疗服务项目为对象，归集和分配各项支出，计算出各项目单位成本的过程。

第二节　医疗服务项目成本核算的方法

一、传统的医疗服务项目成本核算方法

传统的医疗服务项目成本核算方法是将临床类、医技类和医辅类科室的医疗成本向其提供的医疗服务项目进行归集和分摊，分摊参数可采用各项目收入比、工作量等。

这种核算方法相对简单，但核算结果较粗糙，不利于挖掘、发现其中存在的问题，从而进行有效的成本管理。

二、基于作业成本法的医疗服务项目成本核算方法

作业成本法（Activity - Based Costing，简称 ABC）是 1988 年 Robin Cooper 和 Robert Kaplan 提出的一种成本核算与管理方法。该方法是根据"作业消耗资源，产品消耗作业"的理念进行成本分配，依据作业资源的消耗情况（资源动因）将资源成本分配到作业，再依据作业对最终成本的贡献方式（作业动因）

将作业成本追踪归集到产品，由此得出最终产品成本的计算方法。

1. 作业成本法下的成本分类

（1）直接成本。

直接成本是可直接追溯至某一特定服务的成本，如医疗项目的直接材料消耗。

（2）间接成本。

可追溯至作业的成本：只能追溯至有关的作业，不能追溯至具体服务的成本，如检查科室前台进行登记的人员成本。

不可追溯成本：既不能直接追溯至服务也不能追溯至某项作业的成本，如行政管理成本。

在作业成本法下，直接成本可以直接计入成本对象，与传统的成本计算方法并无区别，只是直接成本的范围比传统成本的要大。凡是可方便地追溯到产品的材料、人工和其他成本都可以直接追溯，尽量减少不准确的分摊。不能直接追溯的成本，则先追溯或分配到有关作业，计算作业成本，然后再将作业成本分配到有关产品。作业成本法从本质上讲是一种间接费用的分配方法，这种分配方法具有科学性，便于追溯，从而有利于成本分析、加强成本管理。

2. 作业成本法的核心概念

作业成本法涉及的几个核心概念包括资源、作业、作业链与价值链、资源动因、作业动因等。

（1）资源。

资源是成本的源泉，是指为了提供医疗服务所需要发生的各类成本。如人员支出、卫生材料费、药品费、固定资产折旧费等。

（2）作业。

作业是指医院为了提供医疗服务而消耗资源的各项具体活动。如 CT 室中的登记、检查、洗片、阅片、报告等。

（3）作业链与价值链。

作业链是指为完成某项产品（或服务）所进行的、按一定顺序排列的作业集合。依据作业链中的作业是否为最终的产品（或服务）增加价值，可把作业分为增值作业和不增值作业。

（4）资源动因。

资源动因是指作业消耗的原因或方式，反映了作业对资源的消耗状况，是对一项作业所消耗资源数量的计量。

（5）作业动因。

作业动因是引起作业发生的因素，是指各项作业被最终服务消耗的原因和方式，是对一项作业产出的定量计量，是成本对象对作业需求的频度与强度，反映了每项作业利用率的产出计量标准，体现了成本对象对作业消耗的逻辑关系，是将成本库中汇集的各种成本分配到医疗服务中去的标准，也是连接资源耗费与最终服务的中介。

示例：以门诊注射这个作业为例，护士的工资是资源，工作小时是资源动因，而每个临床科室需要注射的病人数是作业动因，各临床科室则是成本计算对象。

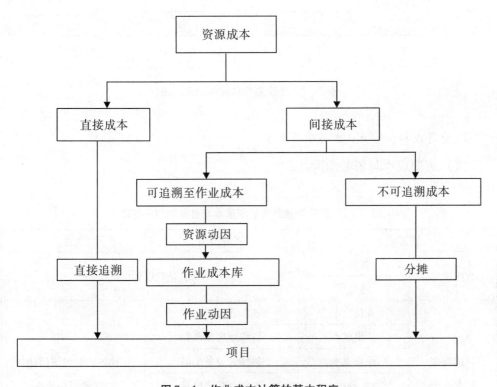

图 7 - 1　作业成本计算的基本程序

具体步骤：①定义作业；②按照适当的资源动因将资源成本追溯至作业，确定每项作业的总成本；③确定作业动因，计算作业成本分配率；④把作业成本分配给成本对象。

第三节   作业成本法应用于项目成本核算案例分析

一、案例：医院影像科室开展项目的成本核算

影像科室执行的项目包括 CT、X 光、核磁共振。

1. 作业流程

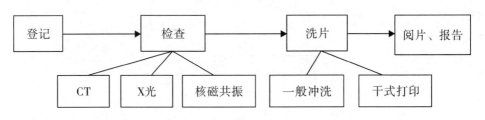

图 7 - 2   医院影像科室作业流程图

2. 资源成本、作业成本与项目成本

（1）资源成本与资源动因。

表 7 - 1   医院影像科室资源成本与资源动因一览表

资源成本		资源动因	备注
直接成本	材料费	直接归属到项目	
	药品费		
可追溯至作业成本	人员成本	各作业工作时间	按各作业的资源动因比例归属成本
	房屋成本	各作业房屋面积	
	设备成本	各作业设备工时	
	水电费	各作业耗水电量	
	邮电费	经验估计比例	
	消毒、洗衣费	各作业消毒成本比例	
不可追溯成本		项目例数或收入	按资源动因比例分摊到具体项目

（2）作业成本与作业动因。

表 7 - 2　医院影像科室作业成本与作业动因一览表

作业名称	作业动因	备注
登记	项目例数	按作业动因追溯至具体项目
检查	检查技师数及所需时间	
洗片	项目例数及所需时间	
阅片、报告	项目例数及所需时间	

（3）项目成本。

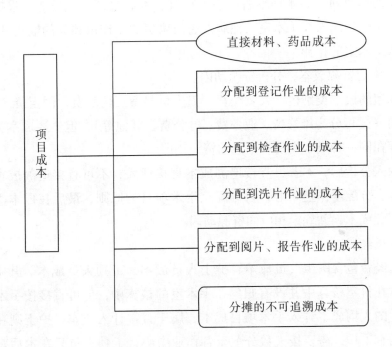

图 7 - 3　医院影像科室项目成本要素

3. 需要收集的相关原始数据

（1）项目例数、收入、直接材料药品数量及成本价。

（2）人员（登记员、检查技师或医师等）工资、工作内容。

（3）各机器设备的折旧费、维修保养费。

（4）各作业执行时间。

（5）各作业场所占用的房屋面积。

（6）各作业步骤的水电耗费量比例。

二、案例：A 手术项目成本核算

手术业务是大型医院的重要业务，涉及手术临床类科室、手术室、麻醉科，业务流程复杂。以手术项目成本核算作为案例进行剖析，更能充分反映作业成本法的精髓与意义。

1. 手术项目成本核算

（1）划分作业。

根据手术室的工作流程及岗位职责，在与手术室的护士长进行访谈了解后，将手术室的作业划分为术前准备、手术执行、术后整理三个作业。根据医院的实际情况，输送病人至手术室及把病人送回病房的工作由独立的输送部门执行，故未纳入手术室的作业。

（2）确定资源成本，分析资源动因。

手术室的成本类别包含人员经费、卫生材料费、药品费、固定资产折旧费、其他费用（还可分为维修费、业务费、办公费、其他等），但上述成本类别不够明细，存在同一种成本类别有不同的资源动因。

经深入分析后，本着可直接追溯成本直接计入，不可直接追溯成本归集到资源成本，分配至作业中心，再分配至手术项目的原则，最后在成本类别下细分以下资源成本，并确定相应的资源动因。

①人员经费。

人员经费包含医生人员成本、护士人员成本、工勤人员成本。其中，医生人员成本在科室核算中并没有归集在手术室的核算中，但可直接按手术执行时间及医生的人均成本计入手术项目成本，属于直接计入成本；护士则在三个作业环节均有工作，需要按人数分配至各作业中心；工勤人员只在术后整理作业环节工作，故成本只需计入术后整理作业。因此，需要分别单列三类人员的成本作为不同的资源成本。

②卫生材料费。

可收费的卫生材料成本可以根据手术明细记录直接计入相应的手术项目成本中，属于直接计入成本。不可收费的卫生材料分为以下几种情况：a. 基本消耗卫生材料成本：根据手术室护士长及相关工作人员提供的资料可确定每例手术基本消耗卫生材料成本，直接计入手术项目成本。b. 器械费用：有些手术器械是各种手术项目均会使用的，但也有部分是供专门的手术项目使用，且单价较高，如"二尖瓣牵开器"。对公用器械与专用器械分别进行单列，专用器械只有根据实际使用情况分配至相应的手术项目成本中，才能准确分析该器械的使用情况，有助于进一步的成本管理。因此，专用器械应作为直接成本，公用器械应作为作业成本。c. 其他卫生材料成本：手术室卫生材料费剔除上述以外的剩余部分，按各作业时间分配至各作业中心。

③药品费。

可收费药品成本可以根据手术明细记录直接计入相应的手术项目成本中。其他药品成本作为单独的资源成本，计入手术执行作业。

④固定资产折旧费。

a. 房屋折旧费：各作业环节均有使用，按各作业工作时间进行分配。b. 设备折旧费：与器械费用类似，部分设备只使用于某个或某几个手术项目，为更准确地核算，单列此设备折旧费作为独立的资源成本，根据手术执行时间把其成本直接计算至相关的手术项目中。其他的设备折旧费看作公用折旧费再作为一个资源成本，按各作业工作时间进行分配。c. 其他固定资产折旧：各作业环节均有使用，按各作业工作时间进行分配。

⑤其他费用。

其他费用根据实际情况划分为：业务费（水电费、排污费、邮电费、物业管理费），以各作业工作时间进行分配；手术业务费（洗涤费）、办公费、后勤辅助费用及管理费用等，以手术例数进行分配。

具体划分见表7－3。

表7－3　手术室资源成本与资源动因一览表

成本类别	成本项目	资源成本	资源动因
人员经费	人员成本	医生人员	直接计入手术项目
		护士人员	护士人数
		工勤人员	直接计入术后整理作业
卫生材料费	可收费材料成本	可收费材料成本	直接计入手术项目
	基本消耗卫生材料成本	基本消耗卫生材料成本	直接计入手术项目
	其他卫生材料成本	其他卫生材料成本	各作业工作时间
	器械费用	器械费用（公用）	计入术前准备、手术执行作业
		器械费用（专用）<可细分>	直接计入手术项目

（续上表）

成本类别	成本项目	资源成本	资源动因
药品费	可收费药品成本	可收费药品成本	直接计入手术项目
	其他药品成本	其他药品成本	直接计入手术执行作业
固定资产折旧费	房屋折旧费	房屋折旧费	各作业工作时间
	设备折旧费	设备折旧费（公用）	各作业工作时间
		设备折旧费（专用）<可细分>	直接计入手术项目
	其他固定资产折旧费	其他固定资产折旧费	各作业工作时间
其他费用——维修费	房屋维修费	房屋维修费	各作业工作时间
	设备维修费	设备维修费	直接计入手术执行作业
其他费用——业务费	业务费	业务费（水电费、排污费、邮电费、物业管理费）	各作业工作时间
		手术业务费（洗涤费用）	手术例数
其他费用——办公费	办公费	办公费	手术例数
其他费用——其他	后勤辅助费用、管理费用等	后勤辅助费用、管理费用等	手术例数

（3）归集资源成本，分配资源成本至各作业。

在确定了资源动因之后，将资源成本归集至手术室的各个作业，并汇总得到各作业中心的成本。需要注意的是，直接成本不需要参与此步骤。举例如下：

表7-4　资源成本分配方法举例

资源成本	待分配金额（元）	资源动因	承担作业	分配比例（%）	分配金额（元）
人员成本（护士）	6 255 977.32	护士人数	术前准备	23.53	1 472 031.46
			手术执行	70.59	4 416 094.39
			术后整理	5.88	367 851.47
			小计	100.00	6 255 977.32
人员成本（工勤）	345 574.50	直接计入作业成本	术后整理	100.00	345 574.50
			小计	100.00	345 574.50

（续上表）

资源成本	待分配金额（元）	资源动因	承担作业	分配比例（%）	分配金额（元）
房屋折旧费	114 229.07	各作业工作时间	术前准备	31.31	35 765.12
			手术执行	64.73	73 940.48
			术后整理	3.96	4 523.47
			小计	100.00	114 229.07

（4）确定作业中心的作业动因，把作业中心成本按作业动因分配至各手术项目。

经分析，术前准备作业以术前准备时间作为作业动因进行分配；手术执行作业以手术执行时间作为作业动因进行分配；术后整理以术后整理时间作为作业动因进行分配。根据各作业中心汇总的作业成本及作业动因值，计算各作业中心分配至各手术项目的作业成本。举例如下：

表7-5　各作业中心的作业动因

作业名称	作业动因
术前准备	术前准备时间
手术执行	手术执行时间
术后整理	术后整理时间

表7-6　A手术在术前准备作业的作业成本分配表

成本项目	作业成本（元）	作业动因	分配比例（%）	分配金额（元）
其他材料成本		术前准备时间	2.21	
其他药品成本		术前准备时间	2.21	
人员成本	1 471 994.66	术前准备时间	2.21	32 531.08
房屋折旧费	35 765.12	术前准备时间	2.21	790.41
设备折旧费	100 477.55	术前准备时间	2.21	2 220.55
固定资产折旧费	2 670.31	术前准备时间	2.21	59.01
器械费用	46 148.09	术前准备时间	2.21	1 019.87
房屋维修费	46 077.07	术前准备时间	2.21	1 018.30
设备维修费		术前准备时间	2.21	
业务费	240 649.36	术前准备时间	2.21	5 318.35

（续上表）

成本项目	作业成本（元）	作业动因	分配比例（%）	分配金额（元）
办公费	11 668.12	术前准备时间	2.21	257.87
后勤辅助费用、管理费用等	1 065 865.52	术前准备时间	2.21	23 555.63
小计	3 021 315.80			66 771.07

A 手术一共进行了 93 例，故每例手术在术前准备作业的作业成本是 66 771.07÷93=717.97 元。

（5）汇总计算手术项目成本。

根据直接计入的成本，各作业中心分配计入的成本，汇总得出最后的手术项目成本。具体见表7-7。

表7-7　每例A手术项目成本明细（不含可收费材料、可收费药品）

（单位：元）

成本项目	直接成本	作业成本			合计
		术前准备	手术执行	术后整理	
其他材料成本	123.41		420.58		543.99
其他药品成本			15.97		15.97
人员成本	1 992.86	349.80	723.00	101.92	3 167.58
房屋折旧费		8.50	17.56	1.10	27.16
设备折旧费		23.88	149.86	3.09	176.83
固定资产折旧费		0.63	1.32	0.08	2.03
器械费用	888.39	10.97	69.14		968.50
房屋维修费		10.95	22.63	1.42	35.00
设备维修费			50.97		50.97
业务费		57.19	118.22	7.40	182.81
办公费		2.77	5.73	0.36	8.86
后勤辅助费用、管理费用等		253.29	523.59	32.79	809.67
合计	3 004.66	717.98	2 118.57	148.16	5 989.37

2. 根据核算结果进行分析

A 手术的项目收费单价为 4 500 元/例，根据成本核算结果，每例手术项目成本（不含可收费材料、可收费药品）已达到 5 989.37 元/例，每例手术亏损 1 489.37元。加上可收费材料、可收费药品后，每例手术仍亏损 239.22 元。具体见表7－8。

表7－8　每例A手术项目成本及收费情况

项目	金额（元）	结余率（%）
项目毛利	－ 1 489.37	
项目收费	4 500.00	
项目成本	5 989.37	
可收费材料毛利	1 159.24	
可收费材料收入	16 175.06	－ 1.12
可收费材料成本	15 015.82	
可收费药品毛利	90.92	
可收费药品收入	752.12	
可收费药品成本	661.20	
项目结余	－ 239.22	

分析该手术项目的成本构成，发现材料占比最大，这也是造成手术费用较高的重要原因，故是否有价格相对较低的可替换材料，是能否降低手术费用的关键。剔除可收费的材料与药品后，占比最大的是人员成本，其次是器械费用。虽然人员成本占比较高，但执行科室及手术室均存在超时加班的情况，若按正常上班时间，人员成本理应更高，故这并不是管控的重点。而占比第二大的器械费用，则与器械使用的情况直接相关，器械单价是否合适、有无更换的空间，使用过程是否小心，直接关系到器械的使用次数，从而影响成本的大小。故需要将这些管控重点向手术室及临床类科室反馈。

该手术项目收费亏损，加上可收费材料、药品毛利后亏损才减少，这也印证了医疗改革要对价格进行调整完善，提高项目的操作收费，取消药品加成、材料加成，使收费价格体现医务人员劳动价值。

3. 本案例中的作业链与价值链分析

依据作业链中的作业是否为最终的产品（或服务）增加价值，可把作业分为增值作业和不增值作业。

对手术室的作业链进行分析，只有手术执行作业才是增值作业，术前准备、术后整理均属于不增值作业。但手术室的术后整理工作部分（如登记）已交由人员成本相对较低的工勤人员去完成，有效降低了部分成本。术前准备作业相对而言时间较长，仍有进一步压缩的空间。可向手术室反馈，鼓励其重点减少术前准备时间，提高效率，从而降低成本。反馈的信息得到科室的认可，并在手术室的主动控制下，经过一段时间的跟踪分析，术前准备时间有所减少，取得较好的控制效果。

三、作业成本法对医院成本核算的意义

作业成本法在企业中的应用日臻成熟，在医院中的应用也有广大的空间。应用作业成本法对医院进行成本核算，有利于对成本进行精细化分析，发现重点问题，从而进行控制与管理，提高医院的成本管理水平。但作业成本法的实施过程较复杂，对数据基础要求较高，需要财务部门与业务科室一起对业务流程进行分析，找到成本的主要动因。借助医院信息系统的记录信息与计算机技术，作业成本法在医院中将有更广阔的应用前景。

（撰写人：黄运仪）

第八章　病种成本核算

随着市场经济的发展，医疗改革不断深入，医疗市场竞争愈发激烈，城市医疗服务呈现出供大于求的状况。社会医疗保险的实施，使患者就医范围有更大的选择空间，患者总是希望享有物美价廉的服务，即良好的医疗技术、方便优质的医疗服务和合理的医疗收费。医院若想在竞争中处于有利地位且可持续发展，就要提高医疗服务质量与服务效率，从优质优价中获得发展空间。

科学的病种成本核算，对于物价部门而言，是用来制定科学、合理的单病种付费价格的依据，是医疗改革推进的方向；对于医疗机构内部而言，是反映分析医院内部资源耗费的重要手段，有利于医院提高效率，优化资源配置，不断降低医疗运营成本，减轻病人负担，从而提高医院竞争力。

第一节　病种成本核算的概念

根据《医院财务制度》中的定义，病种成本核算是以病种为核算对象，按一定流程和方法归集相关费用计算病种成本的过程。

第二节　病种成本核算的方法

目前，对于病种成本核算的方法，暂未形成统一的方法。一般来说，普遍使用的有以下几种方法。

一、医疗项目叠加法

医疗项目叠加法是在医院项目成本核算的基础上，以单病种为成本核算的对象，对医疗服务过程中的各项消耗成本进行归集。这种方法是将为治疗某一病种所耗费的医疗项目成本、药品成本及单独收费材料成本进行叠加后计算单病种成本。

具体公式如下：

$$单病种成本 = \sum 医疗项目成本 + \sum 单独收费产成本 + \sum 药品成本$$

用医疗项目叠加法核算病种成本，在核算方法上比较简便，没有对间接成本进行分摊，因此，理论上减少了核算过程中的主观性。但医疗项目叠加法是建立在核算基础非常完善的前提下，并且对核算工作的要求也极高。该方法需要医院已开展全部的医疗项目成本核算，而医院将为此投入相当大的人力、物力及财力资源。然而实际情况中比较准确的项目成本通常不易取得，而不准确的项目成本会导致病种成本出现较大的偏差。因此，该方法在实际情况中实践起来较为困难。

二、实际成本法

实际成本法是在科室全成本核算的基础上，以病种为核算对象，对医疗服务过程中的各项实际消耗进行分类、记录和归集，最终形成病种成本。

在实际成本法下，直接记入病种的成本为直接成本；不能直接计入的间接成本，则通过合适的分摊方法分摊计入。具体流程如下：

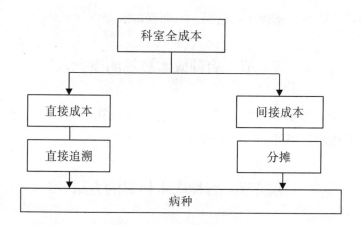

图 8-1　实际成本法流程图

实际成本法对核算的基础要求相对简单，适用于各种医疗机构，也是现行比较普遍的病种成本核算方法。

三、标准成本法

标准成本法是以临床路径为基础的病种成本核算方法。

临床路径是一套以时间为顺序、详细的"医疗服务计划单"、表格式程序或路径图。临床路径是由医师、临床医学专家、护士及医院管理者根据某种疾病或手术制定的共同认可的标准诊疗模式。

基于临床路径核算的单病种成本同样也是对直接成本和间接成本的归集，直接成本是对患者每日住院各项诊疗项目成本的叠加，间接成本则是对公摊费用依据一定分摊参数计入，间接成本核算的分摊参数可以按照各科室的面积、床位、服务人次或者收入比例计算。

以临床路径为基础的病种标准成本核算，可以为管理部门科学地制定价格提供依据，并且有利于控制医疗成本上涨，提高医疗资源利用率和医院管理效益。但该方法要求医院有综合的管理能力及核算基础。此外，该方法对于患者在治疗过程中临床路径可能出现的变异难以进行考虑，给核算工作带来一定的困难。

第三节　案例：病种成本核算

以下采用实际成本法阐述病种成本核算的步骤，即以科室全成本核算为基础对病种成本进行核算，然后通过核算各病区的床日成本、手术科室的单位时间公共成本以及各技诊科室的成本率，对每个病人在院期间发生的所有诊疗、检查、治疗等项目成本进行计算，再根据各病人的诊断和操作将同类病人成本汇总平均得出病种的成本。

一、病种核算的立足点

以病人为病种核算的立足点，统计属于某病种的所有病人在院期间的全部收入和成本，并实现将病人费用分科统计，即对转科病人在各个专科产生的收入和成本分别进行统计。

二、病种统计和筛选的口径

统计每个病人的收入和成本，所形成病种报表可以统计至最明细的 ICD 码（国际疾病分类码）病种收入成本情况，也可仅选择前几位 ICD 码，以大病种的口径统计病种收入成本情况，即实现可以根据需要灵活选择病种汇总或拆分条件的统计自由。

三、具体病种核算方法

1. 收入的核算

统计病人（含转科）在院的全部收入，包括药品、临床诊疗、技诊、手术麻醉、其他收入。

2. 成本的核算

（1）直接成本指可直接归集到该病人上的成本项目，具体包括计价药品、计价耗材。

（2）公共成本指不能直接归集到该病人上的成本项目，通过建立资源成本进行归集和计算。公共成本包括以下几个成本项目：

①床日成本。

床日成本反映了病人在某科室住院期间产生的与床日相关的公共成本，具体内容为某科室在某固定期间产生的公共成本，按该科室在该期间实际开放的床日数计算出平均每床日成本，其成本包括：a. 人员成本（除去按手术时间及工时计算的手术医生人力成本）。b. 不可收费卫生材料、百货材料、五金材料等。c. 不可收费药品成本。d. 房屋及设备折旧费、维修费。e. 科室业务费、办公费。f. 分摊后勤辅助费用及管理费用。

床日成本计算公式如下：

床日成本 = 每床日成本 × 床日数

②手术成本。

手术成本包括手术病人在手术治疗过程中，与手术费用、手术时间、手术室、执行科室等因素相关的间接成本，其成本的分摊和归集思路如下：

手术成本的分摊和归集思路

		手术室	成本项目	计算指标	计算方法
某病人手术成本	甲专科手术成本	分摊A手术室成本	直接卫生材料成本		根据材料收入直接计算
			专用医疗设备折旧及维修成本	专用设备成本率	专用设备成本÷手术项目收入
			与时间相关的手术室公共成本	单位时间手术公共成本	手术室公共成本÷手术时间

（续上表）

		手术室	成本项目	计算指标	计算方法
某病人手术成本	甲专科手术成本	分摊B手术室成本	具体项目同上		
		分摊C手术室成本	具体项目同上		
		甲专科手术医生人力成本		单位时间手术医生人力成本	医生人力成本÷标准工时
	乙专科手术成本	分摊A手术室成本	具体项目同上		
		分摊B手术室成本	具体项目同上		
		乙专科手术医生人力成本		单位时间手术医生人力成本	医生人力成本÷标准工时

注：与时间相关的手术室公共成本包括：a. 人员成本（主要是手术室巡回护士人员成本及其他人员成本）。b. 房屋、固定资产及公共医疗设备折旧费、维修费。c. 业务费、办公费。d. 分摊后勤辅助费用。

某病人手术成本计算公式如下：

手术成本＝甲专科手术成本＋乙专科手术成本＋……

甲专科手术成本＝分摊A手术室成本＋分摊B手术室成本＋……＋甲专科手术医生人力成本

分摊A手术室成本＝专用设备成本率×手术项目收入＋不可收费卫生材料及药品成本率×手术项目收入＋单位时间手术公共成本×手术时间

③医技成本。

医技成本反映了住院病人发生的与医技项目相关的公共成本，包括某医技科室在某固定期间产生的固定成本，按该医技科室在该期间总的检查收入计算出的医技成本率和医技收入，其成本涵盖该医技科室剔除可收费药品及卫生材料、检验材料的全部成本。

医技成本计算公式如下：

医技成本＝医技收入×医技成本率

现用图8-2反映某病人成本的构成：

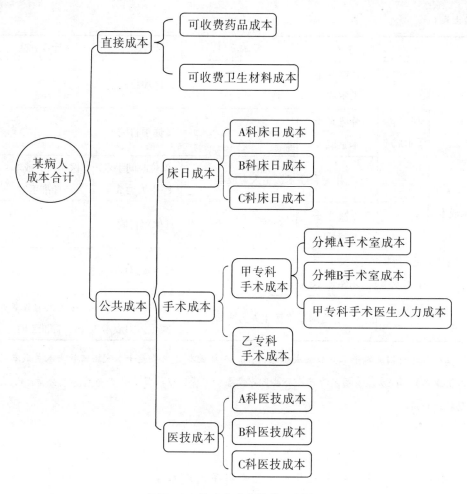

图 8-2　某病人成本构成示意图

再以某病人为例,说明病人成本的核算方法:

某病人在胃肠外科住院 6 天,期间进行 CT 检查一次,在大楼手术室进行一次手术;之后转至心内科,住院 8 天,期间进行 MR 检查一次,在心导管室进行一次手术。

该病人住院期间产生的直接成本直接计入该病人成本,间接成本的计算方法如下:

a. 在胃肠外科住院期间间接成本:

床日成本 = 胃肠外科床日成本 × 6

医技成本 = CT 室成本率 × CT 检查收入

手术间接成本 = 专用设备成本 + 不可收费卫生材料及药品成本 + 手术室公共成本 + 手术医生人力成本

专用设备成本＝胃肠外科专用设备成本率（大楼手术室）×手术项目收入

不可收费卫生材料及药品成本＝胃肠外科不可收费卫生材料及药品成本率（大楼手术室）×手术项目收入

手术室公共成本＝大楼手术室单位时间手术成本×手术时间

手术医生人力成本＝胃肠外科单位时间手术医生人力成本率（大楼手术室）×手术时间

b. 在心内科住院期间间接成本：

床日成本＝心内科床日成本×8

医技成本＝MR 室成本率×MR 检查收入

手术间接成本＝专用设备成本＋不可收费卫生材料及药品成本＋手术室公共成本＋手术医生人力成本

专用设备成本＝心内科专用设备成本率（心导管室）×手术项目收入

不可收费卫生材料及药品成本＝心内科不可收费卫生材料及药品成本率（心导管室）×手术项目收入

手术室公共成本＝心导管室单位时间手术成本（心导管室）×手术时间

手术医生人力成本＝心导管室单位时间手术医生人力成本（心导管室）×手术时间

（撰写人：黄运仪）

第九章　医院经济核算开展的过程与特点

第一节　初期：从"零"开始、困难重重

一、明确核算对象

在 20 世纪 90 年代的时候，大部分医院仍受到传统计划经济体制的影响，对于内部经济运行效率并不太关注，但几乎每家医院都因为内部分配的问题而苦恼。因此，对许多已实施科室经济核算的医院来说，开展科室经济核算最初的目的是用于内部奖金分配，以科室的收支、结余作为计算奖金的依据之一。因此，最初的核算对象是以医院行政架构下的独立分配奖金科室作为基本单元。

但是仅以行政架构上设置的科室作为核算对象，还是面临一定的技术难题，比较突出的是：处于医疗业务运行中一些重要的部门、科室，在医院的行政架构上可能归属某一大职能部门管辖，无法对其进行独立核算。但若不把这些部门、科室作为独立归集成本的单元，可能造成成本核算结果与实际成本消耗情况存在重大差异的情况。

例：财务部门下核算单元的划分

对于许多医院，财务部门的主要职能是按照财经纪律、财务规章制度以及相关医疗收费政策规定，完成会计核算、收费管理工作，参与重大经济决策论证。例如，负责财产物资、货币资金、债权债务的核算和管理等。在这样的职能要求下，门诊收费组、住院结账组等部门均归属财务部门管理，但医院行政架构上并不作为独立的部门。

从成本核算角度来看，门诊收费组、住院结账组与负责相关核算、管理工作的财务部门则应被分别设置为独立的核算单元，这是由部门的成本服务对象决定的。门诊收费组、住院结账组所归集的成本，均是为服务门诊和住院病人而发生，是为门诊、住院科室的医疗业务提供配套的收费结账服务；而财务部门则是从医院总体管理的角度负责全院的会计核算、财务监督等工作，其成本发生并没有特定的服务对象。在以行政架构为基础设置核算单元时，需要考虑

上述类似情况，根据成本服务对象不同将这部分管理单元独立出来，进行成本归集与分配。

因此，首先把医院行政架构下的科室根据业务性质进行分类，然后进一步考虑行政架构下未能包括一些业务相对独立的科室、部门的情况，以此来形成核算对象的基本架构。

表 9 - 1　医院科室类别

科室	说明
临床类科室	包括门诊、住院，为病人提供最主要、最直接的服务，其收入是按收费标准向患者收取的各项费用
医技类科室	为临床类科室提供技术诊断服务，相关服务具有明确的收费项目
手术麻醉部门	与临床类科室共同协作为患者进行手术治疗，具体包括各手术治疗室、麻醉科，相关服务具有明确的收费项目
后勤辅助科室	为临床、医技、手术麻醉提供支持性服务，特点是服务对象较明确、工作量可独立计量
行政管理部门	组织开展、管理医院各项业务的部门，服务对象是整个医院，工作量难以直接计量

明确核算对象是开展核算工作最重要的基础，下一步的核算数据收集、核算方法设置均围绕核算对象展开。

二、构建核算框架

明确核算对象后，接下来就需要对核算内容进一步分析，确定核算内容与核算方法，以此构建核算框架。该过程需要对医疗业务的基本流程进行相关调研与分析，尤其对收入、成本的发生与流转予以关注，从而确定各类核算对象的核算内容。

例：门诊医疗业务中产生的收入及消耗的成本分析

第一步，分析门诊业务流程。

表9-2　门诊业务流程

门诊业务环节	挂号	就诊	交费	取药 检查化验 手术、治疗
产生收入	挂号费、 诊察费		药品费	
			检查费	
			化验费	
			治疗费	
			手术费	
			……	
成本消耗	挂号组 服务成本	人员成本	收费组服务成本	药品成本
		材料消耗		药房服务成本
		诊间成本（折旧费、水电费、维修费、业务费）		医技类科室服务成本
				手术麻醉部门服务成本
				治疗类科室服务成本
	行政管理部门服务成本			

第二步，根据分析结果归纳总结出门诊科室核算内容。

表9-3　门诊科室核算内容

项目		具体内容
收入		科室接诊病人产生的所有收入，包括挂号费、诊察费、药品费、检查费、化验费、治疗费、手术费等
成本	本科室发生的直接成本	人员成本
		材料消耗
		诊间成本（折旧费、水电费、维修费、业务费）
	享受其他科室的服务成本	医技类科室服务成本
		手术麻醉部门服务成本
		治疗类科室服务成本
		后勤辅助科室服务成本（挂号、收费、药房、后勤班组等）
		行政管理部门服务成本

第三步，通过对业务流程、收入、成本的分析，确定各类核算对象的核算内容。

表9-4   门诊科室核算内容

科室	收入	成本	
		本科室直接成本	其他部门服务成本
临床类科室	收治病人的所有收入	人员、药品、材料、折旧、业务费等	医技类
			手术麻醉
			后勤辅助
			行政管理
医技类科室	本科室提供服务产生的收入	人员、药品、材料、折旧、业务费等	后勤辅助
			行政管理
手术麻醉部门	本科室提供服务产生的收入	人员、药品、材料、折旧、业务费等	后勤辅助
			行政管理
后勤辅助科室		人员、材料、折旧、业务费等	行政管理
行政管理部门		人员、材料、折旧、业务费等	

三、"寻找"核算数据

医院从零开始实施科室经济核算，最困难之处并不在于梳理经济核算的方法，而是如何获取所需要的数据。这是一项系统工程，需要院领导的重视，全院各部门、科室的支持与配合。

开展科室经济核算，顾名思义就是将经济核算细化至科室级别，统计数据不仅来自各科室的数据，还应涉及与内部科室间服务成本转移相关的收入、成本的统计。在开展核算工作的前期，核算人员首先应对医院内部的数据情况进行梳理，对数据缺失的情况向上级汇报，然后制定相关的数据统计要求，形成数据上报的规章制度。

例：医院开展科室核算所需的数据内容

表 9-5   医院开展科室核算所需的数据内容

数据内容	涉及科室	要求	数据来源
收入	临床类科室	按门诊、住院科室统计	由收费组统计提供或通过门诊、住院业务系统统计
	医技类科室	分各医技类科室统计，同时还需反映各医技类科室向每个临床类科室提供服务的收入情况	由医技类科室统计提供或通过相关系统统计
	手术麻醉部门	分各手术室、麻醉科统计，同时还需反映各手术麻醉部门向每个临床类科室提供服务的收入情况	由手术麻醉部门统计提供或通过相关系统统计
成本	全院所有科室、部门	根据成本内容确定成本消耗的主体（科室），将每一项成本归集到具体的科室、部门，具体分为： 1. 物资材料 2. 固定资产折旧费 3. 人员成本 4. 各项运营费用	物资材料、固定资产折旧费需要各库房统计提供数据 人员成本一般由薪资岗位提供分科室数据 各项运营费用需要在费用报销时明确使用科室、部门，再由财务部门整理相关数据
服务量	临床类科室	按门诊、住院科室统计	由医院医疗指标统计部门提供
	医技类科室	分各医技类科室统计，同时还需反映各医技类科室向每个临床类科室提供服务的工作量	由医技类科室统计提供或通过相关系统统计
	手术麻醉部门	分各手术室、麻醉科统计，同时还需反映各手术麻醉部门向每个临床类科室提供服务的工作量	由手术麻醉部门统计提供或通过相关系统统计
	后勤辅助科室	反映向全院各科室提供服务的工作量	由各后勤辅助科室统计提供
科室基本信息	全院所有科室、部门	包括人数、房屋面积等数据资料	由相关部门负责统计提供

例：服务部门提供数据的格式

医疗业务的特点是需要多科室协作，因此，不同类科室之间存在服务与被服务的关系。对于一个具有服务性质的科室，如医技类科室，不仅要反映本科室作为一个独立主体产生的收入、成本，还要反映本科室为其他科室提供服务的情况。因此，这些部门的数据统计需要反映服务的交叉关系。

以 B 超室为例，按如下格式统计数据：

表 9-6   B 超室数据统计表

被服务科室	服务科室（B 超室）	
	服务量	收入
住院科室 1		
住院科室 2		
……		
门诊科室 1		
门诊科室 2		
……		
临床类科室合计		

第二节   中期：医院逐步重视经济管理，建立全成本核算体系

随着医疗改革的深化、医疗市场的逐步开放，医院日益意识到内部存在经济运行效率不高、成本浪费等问题。若想解决此类问题，必须加强内部的经济管理。但存在问题具体在哪里、管理从何做起、管理重点放在什么地方等一系列困扰，通过对数据的分析，恰好能为如何解决这些困扰提供有效的线索。因此，财务部门在这样的情况下必须逐步从服务角色转向管理角色，从以往的会计核算提升至经济分析、经济管理的层面。但在开展工作的时候，医院面临着一些难题：数据基础存在不理想，导致分析工作无法深入，更别说进一步从问题出发提出解决方案。因此，完善核算工作迫在眉睫。

一、最初阶段：全成本核算体系建立

在初期尝试性开展经济分析工作的时候，医院开始面临以什么数据作为分析对象的问题，这时可能出现以下情况：

首先，以财务总账数据作为分析对象，管理无法找到落脚点。

从医院业务运行来看，科室是医院实施内部管理的基本单元。而从业务性质来看，住院、门诊是最基本的业务分类，但两者的业务流程、业务消耗资源的方式均存在较大差异。依据国家相关会计制度、财务制度实施的财务核算，一方面其数据维度无法与医院的基本管理单元相匹配，另一方面也无法从业务层面反映经济运行效率。

例：财务数据的局限性——未能从基本业务层面分别核算

财务核算的收入与支出可按住院、门诊分类核算，也可以将医院总体作为核算对象，分医疗、药品收支进行核算。但是，从医疗业务运行来看，医疗与药品是密不可分的，而住院与门诊的业务量单位、业务对成本的消耗方式则完全不同，因此，区分住院、门诊的收入和成本，进而分析住院、门诊的经济运行效率，对医院的管理更具意义。

其次，将用于奖金分配的科室核算数据作为对象，存在数据不完整、核算方法不完善的情况。

由于最初建立核算的目的是用于内部奖金分配，这时的核算内容更多的是从调动科室积极性、把握科室成本的可控性出发，导致前期开展的部分成本核算一方面成本内容并不完整，另一方面一些根据医院内部分配的规则确定的核算方法并不能真实反映成本的消耗情况。

例：科室用于内部分配的核算数据具有不完善的地方

一般来说，内部分配的成本核算数据，更多的是从科室成本可控的角度考虑，往往不包含科室的奖金支出、部分折旧费、后勤辅助费用、管理费用等。因此，分析科室的经济运行效率，并不能反映客观真实的情况。

同时，对于一些需要科室之间共同协作完成的医疗业务，医院可能出于内部分配的平衡、内部管理有效性的考虑，对收入、成本按一个协商确定的比例划分，而不是从收入、成本配比的角度进行核算，这不能反映出客观真实的情况。例如，医技收支的核算，可能对收入在临床类与医技类科室之间按一定的比例分配，也可能收入全在临床类科室，但临床类科室只按一定比例承担成本，而不是承担医技类科室的所有成本。

因此，医院迫切需要可用于内部经济管理的核算数据。在原有的科室核算基础上进一步完善核算内容、核算方法，建立全成本核算体系，所有收支均按实际发生金额计入受益科室。客观、真实地反映各科室经济效益状况，是科室核算向医院管理迈出的第一步。

二、第二阶段：建立全成本核算与分配核算两个体系

一般情况下，在建立了全成本核算体系的基础上，应进一步结合分配相关的政策要求、分配的管理需要等，对全成本核算的数据略作调整，形成分配核算的结果。但在实际应用的过程中，分配核算与全成本核算在一些具体数据处理问题上，因应用的目的不相同，而不适用统一的核算方法。内部分配更注重调动科室的积极性，在核算过程中应注意成本责任的配比，避免将不属于科室责任的成本归因于科室，从而使科室产生对核算的抵触；全成本核算强调客观、真实地反映各科室经济效益状况、成本与收入的配比。

例：后勤辅助科室的成本在全成本核算与分配核算中的差异

从全成本核算的角度来看，应将后勤辅助科室发生的所有成本进行归集，再按服务量分摊至各个接受服务的业务科室。

但从内部分配核算的角度来看，后勤辅助科室的成本责任来源于两个方面：一是业务科室对后勤辅助服务的需求，例如，业务科室规模扩大，或者加班开展一些医疗业务，必然要求后勤辅助的服务配套，由此后勤辅助科室人员可能增加，带来成本上升；二是后勤辅助科室的管理情况，若这些部门的内部管理不到位，人浮于事，效率低，则也会增加成本。

在业务科室看来，因后勤辅助科室内部管理效率不高带来的成本，责任并不在于业务科室，因此不同意承担这部分的成本。为了保护科室的积极性，在进行内部分配核算时，业务科室应承担的是其增加后勤辅助服务消耗所带来的成本，而因后勤辅助科室内部管理效率不高引起的成本，责任则在后勤辅助科室。因此，应采用定额成本与实际成本相结合的核算方法，对于业务科室，应按核定的每单位服务量成本乘以实际服务量作为其应承担的后勤辅助成本，对于后勤辅助科室，则应以定额成本与实际成本的差额作为其分配考核的成本内容。

通过上述的例子，我们可以了解全成本核算与分配核算的方法不能处于统一体系之下的原因。类似的情况还有手术麻醉部门的成本核算、固定资产折旧费的核算、人员成本的核算等，因此，全成本核算与内部分配核算逐步分离形成相对独立的体系。

在这一个阶段，若核算工作仍处于纯手工的状态，是无法满足建立相对独立的两个体系需求的。因此，信息技术成了必不可少的工具，建立核算信息系统也势在必行。

第三节 后期：经济核算成为经济分析、经济管理、绩效管理的坚实基础

随着全成本核算体系的建立，经济分析的工作逐步开展，并将分析结果反馈给医院管理层、科室管理者。在这一过程中，一方面，管理者认为该工作的分析结果所揭示的问题不够深入。另一方面，经济管理部门也在分析过程中发现分析的结果会受到收入成本的分类及细分程度、数据口径、数据归集方法、数据质量等的影响。因此，医院必须在这些方面对核算体系进一步完善。

一、完善收入、成本的分类

一般情况下，收入分类主要是依据财务费别的分类，具体分为挂号费、床位费、诊察费、检查费、治疗费、护理费、手术费、化验费、其他费用等。但该分类方法存在以下不足之处。

首先，按费别进行分类，收入项目难以与成本项目直接对应。例如，检查费包括在住院、门诊科室进行的检查以及由医技类科室完成的检查，在分析中，其所对应的成本既有本科室相关的人员成本、设备折旧费等，也包含应承担的医技类科室检查成本。若要深入分析检查业务的经济效率，则需要按执行科室分别列示检查费，与相关的成本对应分析。

其次，某项费别之下包含不同的收费内涵，仅从费别层面分析收入，无法分析收入的具体构成。例如，手术费中包含手术术费、材料费、药品费以及术中检查治疗的费用，在现行收费政策下，材料费、药品费是构成病人费用的重要部分，应重点关注此类费用的占比，但它属于外部消耗成本，如果仅按手术费进行分析，则无法得知手术费费用变化的具体原因。

因此，收入项目分类既要考虑收费的内涵，同时也要体现相关成本的对应性，区分不同医疗环节的收入。

例：收入项目如何细分

临床环节的收入包括诊疗收入与药品收入，诊疗收入与住院、门诊科室的直接成本相对应，而其中的输氧费、输血费、材料费又与科室发生的氧气材料、血液材料、卫生材料成本相对应。药品收入与住院、门诊科室的医嘱、处方开出的药品成本相对应。

手术麻醉治疗环节的收入，可以再细分为项目、药品、材料、其他四类，与承担手术室、麻醉科的成本相对应。其中的药品费、材料费又与术中发生的可独立收费的药品、卫生材料成本相对应。

医技检查环节的收入，可以再细分为项目、药品、材料、其他四类，与承担医技类科室的成本对应，其中的药品费、材料费又与检查、化验发生的可独立收费的药品、卫生材料成本相对应。

对于成本来说，一般情况下各医院科室核算中成本分类基本参照了医院会计制度中的会计科目分类，即工资福利支出、商品和服务支出、对个人和家庭补助支出、其他支出。然而这种分类方式也存在着一些弊端：一方面未能体现收入项目与成本项目的对应性，另一方面也并未根据成本的性态进行划分，还存在成本内涵不统一的情况。具体情况如下：

首先，该分类方式未能体现收入项目与成本项目的对应性。例如，对卫生材料的项目而言，一般情况下核算医院发出的卫生材料总成本及其对应收入的来源主要包括以下两个部分：直接加成收费的卫生材料以及打包在各医疗服务项目中收费的卫生材料。因此，该项目需要将卫生材料的成本分为独立收费与不可独立收费两部分，才有利于进一步分析卫生材料的成本效率情况。

其次，该分类方式未根据成本的性态进行划分。例如，商品和服务支出既包含药品、卫生材料等变动类的成本，也包含办公费、物业管理费、各项管理费用等相对固定类的成本，这需要人为地对不同性态的成本再次分类，加大了核算工作量，影响核算工作效率。

再次，同属于一类的成本，其细项却分别在工资福利支出、商品和服务支出、对个人和家庭补助支出等重复体现，如住房公积金，从成本内容来看也是属于人员成本，却分列在对个人和家庭补助支出之下，这会导致在分析时需手工重新汇总，从而影响核算工作效率。

因此，对成本项目的分类也要充分考虑不同医疗环节的成本来源、成本内容、成本性态以及成本与收入的对应性等因素再进行划分。

例：成本项目如何细分

药品成本：指治疗病人和科室消耗的药品成本，具体细分为独立收费药品成本、消耗用药。

卫生材料成本：指病人耗用的卫生材料成本，具体细分为独立收费卫生材料成本、不可独立收费卫生材料成本。

其他医用材料成本：包括血液、气体、检验试剂等其他医用耗材成本。

人员成本：指用于医院人员方面的各项支出，包括工资、津贴、奖金、年终奖励、住房公积金、加班工资、临工工资、社会保险费等。

物资材料：包括科室日常业务所需的被服、百货、五金、柴油、信息配件等材料。

维修费：包括房屋维修费、设备维修费。

折旧费：包括各类固定资产折旧费及房屋折旧费。

科室业务费：包括开展医疗业务发生的水电费、物业管理费等。

科室办公费：包括办公费、差旅费、交通费、培训费、招待费、会议费以及各类公共费用。

上述成本中，药品成本、卫生材料成本、其他医用材料成本属于变动成本，而人员成本、物资材料、维修费、折旧费、科室业务费、科室办公费则属于固定成本或混合成本。

二、完善数据质量

核算数据的质量要求，具体来说是对数据的归集是否合理、核算方法是否符合相关会计信息质量的要求，其主要是为了满足数据使用者分析、管理的需求。由于收付实现制向权责发生制改变后带来的数据变化，数据质量方面最需要关注的是数据处理的方法是否遵循了权责发生制、收入与成本配比等原则。

在分析的初期，对于一些情况较异常的科室，经济管理部门人员会进一步深入至明细数据以找到直接问题所在，却发现引起指标异常的部分原因是数据归集、核算方法等。

例：数据质量方面存在的问题

表 9 - 7 数据质量方面存在的问题统计

项目	核算方法	存在问题
未能严格按照权责发生制、配比原则进行核算		
医技、手术麻醉收入	门诊按收费、住院按记账的时点确认收入	医技、手术麻醉业务发生的时点与收费、记账的时点并不一致，若按收费、记账的时点确认收入，成本则按当期实际发生的核算，收入与成本并不匹配
日常运营费用	在财务结算时列入成本	这部分费用每月均会发生，但往往是多月的费用集中结算，造成月份甚至季度之间成本不均衡，波动较大

（续上表）

项目	核算方法	存在问题
大型设备维保费用	在财务结算时列入成本，再按受益时间分摊	一般来说，结算采取分期或在期满时付款的方式，并且每期的结算期间未必能与会计核算期间相对接。即使在核算处理中采用分摊处理方式，仍会存在如新购设备在初期没有维保成本（未结算）或在两个维保期之间个别月份成本缺失的情况
设备、房屋维修费	在财务结算时列入成本，对于金额大的进行分摊处理	分摊时间未根据费用的性质确定，对于房屋大型装修改造、设备的重要部件更换等情形，其费用的分摊应在资产的剩余使用年限内完成
设备、房屋折旧的计提	在结算并计入医院账上时开始计提折旧	结算时间可能会与达到可使用状态的时点不一致，存在资产已投入使用并带来收益，但成本尚未核算的情况
年度一次性发放项目	按发放时间归集成本	成本不均衡，导致发放月份的成本水平特别高
材料领用	以领代支	材料支出与当期收入、工作量不配比
成本向科室、部门归集不准确		
个人报销费用	根据报销个人所属科室计入该科室成本	存在报销个人误报科室或核算人员归集在错误科室的情况
公共费用	容易将一些公共费用或未直接分列科室的费用作为管理费用核算	较典型的是社保费用的支出，这是属于人员成本的范畴，但在核算初期因为无法细分科室而列入管理费用核算
多个科室受益的费用	按一定标准在受益科室之间进行分配	经办部门对费用的分配不够重视，在结算时并未按科室明细分列费用

　　核算人员在发现上述问题后，一方面应在本部门内充分沟通讨论，探讨如何按照权责发生制、收支配比原则对收入、成本进行归集、核算；另一方面需要寻求医院管理层的支持，在医院内部广泛宣传核算工作的重要性，引起各职能部门对核算工作的重视，尽可能保障核算工作的准确性。

例：探讨核算数据质量问题的解决措施（续上例）

表9－8　核算数据质量问题的解决措施

项目	解决方法
医技、手术麻醉收入	收入按业务发生时点进行确认
日常运营费用	梳理日常运营费用的具体项目（如清洁费、垃圾处理费、绿化费、水电费等），及时处理费用预提，实际结算费用与预提费用进行比对与调整
大型设备维保费用	根据签订的维保合同处理费用预提，实际结算费用与预提费用进行比对与调整
设备、房屋维修费	对维修费用根据性质分类，确定不同的分摊年限
设备、房屋折旧的计提	在资产达到预定可使用状态时开始计提折旧
年度一次性发放项目	在发放年度内分摊
材料领用	加强对科室的宣传引导，逐步通过二级、三级库房管理解决以领代支的问题
个人报销费用	加强对科室的宣传引导，同时要求财务报销会计、核算人员熟悉医院科室架构，减少手工操作错误
公共费用	梳理管理费用的内涵，对于不属于管理费用的公共费用，需采用一定的方法计入科室明细
多个科室受益的费用	加强院内宣传引导，要求经办部门尽可能将费用分列至各个受益科室，实在无法细分的情况下再通过一定标准分摊计入

三、医院经济核算的不同实施方式

根据组织结构理论，实现组织目标、完善组织管理需要依靠三大系统：决策分权系统、业绩评价系统和业绩奖惩系统。而该三个系统的有效运作均需要全面的会计信息作为支撑。经过经济管理部门的实践探索，结合医院的特点，核算应满足如下三个角度的应用需求：业务评价、绩效评价、内部分配。

（1）业务评价：通过核算反映本科室主要业务的经济效率。

具体来说，即立足于病人进行全成本核算。例如，内科科室A收治了一名病人，因病情需要，需同时由住院科室B独立提供相应治疗。如果从业务评价角度实施核算，则该病人产生的所有费用均归属于科室A，在核算成本时，科室A应承担科室B提供治疗所发生的成本。这种核算方式下，核算结果主要用于对科室业务的分析，即对病人类型、病人费用、费用结构以及相对应的成本水平、成本结构分析，是医院进行经济论证、管理决策的数据基础，也是开展项目、病种核算的数据基础。

（2）绩效评价：通过核算反映科室所完成工作的经济效率、经济业绩。

该种方式也是进行全成本核算，但该方式侧重于核算科室具体完成的工作及由此带来的经济效益，并反映工作的经济效率是否高效。在一些大型综合性医院，学科交叉协作的情况十分普遍，例如，一名病人的全程治疗涉及多个科室的参与。续上例，内科科室 A 收治的病人同时由住院科室 B 独立提供治疗，从绩效评价角度实施核算，由科室 A 治疗病人发生的收入、成本在科室 A 独立核算，而科室 B 向病人独立提供的治疗带来的收入、发生的成本则在科室 B 进行核算。

业务评价与绩效评价核算最典型的区别就是手术收入、手术成本的核算。

表 9 - 9　业务评价与绩效评价核算的区别

核算角度	手术收入	手术成本
业务评价	归集在手术申请科室，即病人住院的科室	与收入配比，相关成本归集核算至手术申请科室
绩效评价	归集在实际操作手术的科室，即手术执行科室	与收入配比，相关成本归集核算至手术执行科室

（3）内部分配：与绩效评价考虑的角度相接近，也是从科室所完成工作的角度进行核算，但更多地要结合国家对分配政策的要求、对科室积极性的调动实施核算。

正如前述章节所提及，内部分配更注重调动科室的积极性，在核算过程中应注意成本责任的配比，避免将不属于科室责任带来的成本归因于科室，从而使科室产生对核算的抵触。

（撰写人：巫敏姬）

第十章　如何提高核算工作效率

第一节　参与业务系统建设，从核算角度提出数据需求

一、HIS 系统——门诊、住院、医技、手术麻醉等业务系统

医院根据各种需求逐步建立以 HIS 系统为核心的信息系统。该系统为成本核算提供了必要的信息化支持，如医嘱系统、技诊系统等。各个 HIS 系统通过采集、整理和列表的过程，将成本核算系统需要的信息展示出来，为成本核算系统提供相关信息。

若医院的 HIS 系统、财务软件和成本核算系统之间信息传递不通畅，形成信息孤岛，这将为成本核算工作带来很大难度，因此，完善医院成本核算系统，同步参与业务系统的建设，是提高核算工作效率的方法之一。例如，进一步完善核算系统需加强对技诊、手术麻醉等科室的核算，根据经济管理的需求，我们提出需按不同的口径统计上述科室的工作量与收入，并在信息部门开发阶段参与技诊管理报表的设计、修改。这种方法加强了临床类科室与管理部门的信息交流。

二、库房系统——药品等各类物资材料

成本核算的范围大小、深度多少取决于是否取得及时而准确的信息。因此，把物资管理系统与门诊、住院或各技术诊断系统集成，既真实反映医疗业务的支出，又不增加业务科室的工作量，还为医院控制支出提供了依据。

医院的各项业务活动过程，是使用和消耗各类物资的过程，物资从进入医院开始，通过系统对部门领用、消耗等各个环节进行全程跟踪、分析，是医院控制成本及病人费用的有效手段。

例如，手术中需要使用许多高级的卫生材料，若没有记录清楚各种材料的实际使用情况，笼统地采用分摊的方法，将对科室核算数据的准确性产生较大的影响。通过上线手术系统，并对手术室的卫生材料进行二级库管理，准确记

录每一例病人使用的卫生材料，则可以准确核算出各个科室在手术室产生的手术收入、支出情况。

第二节　构建完善的核算系统

一、搭建符合医院实际情况的核算系统框架

随着医院核算工作的精细化要求越来越严格，要想深入开展核算工作，单纯靠手工核算将难以为继。因此，必须借助信息化的手段，搭建符合医院实际情况的核算系统框架，逐步提升核算的自动化程度，提高核算工作的效率，适应医院的发展。只有构建灵活强大的核算系统，才能满足医院的不同核算需求。

二、逐步实现数据采集的自动化功能

医院的信息化建设是根据医院的实际情况逐步实现的。同样，核算系统的建设也需要经历一个逐步完善的过程。核算系统的自动化建立在医院其他已上线系统的基础上。虽然核算系统不可能一上线就非常完善，全部的功能都实现自动化，但医院可以在建设系统的时候预留数据接口，待其他相关系统建设完成，则可快速实现对接，提升自动化程度。

例如，某医院的供应室没有上线二级库管理系统，每月只能根据科室手工填报的数据进行核算，工作量大且时间差异较大，不利于核算工作的进一步深入。经过多方努力，该院的供应室终于上线二级库管理系统，与此同时，在信息部门的协调处理下，核算系统则可立即采集对应的系统数据，从而减少手工核算工作，提高核算数据的准确率。

三、搭建支持多个核算方案的核算系统

就如上文所言，由于核算目的不同，全成本核算方案、内部分配核算方案对核算数据的处理方法也不尽相同。这就要求核算系统能够支持多个核算方案，包括收入的核算、支出的核算、成本的核算等。因此，核算系统需要根据不同的核算方案分别进行设置。

1. 对收入核算的处理

在全成本核算方案下，临床类科室应核算所有的收入，包括需要医技类科室协作完成的收入。而医技类科室在核算其收入时，也包含临床类科室完成的所有收入。如表 10 - 1 所示：

表 10 - 1   全成本核算方案下各类型科室收入计算比例

（单位:%）

项目	临床类科室	医技类科室
药品收入	100	
手术麻醉收入	100	
医技收入	100	100
其他收入	100	

在内部分配核算方案下，对于医技类科室协作完成的收入，在部分医院中，出于对内部分配的平衡、内部管理有效性的考虑，可能按各方协商确定的比例对收入进行划分。如表 10 - 2 所示：

表 10 - 2   内部分配核算方案下各类型科室收入计算比例

（单位:%）

项目	临床类科室	医技类科室
药品收入	0	
手术麻醉收入	100	
医技收入	30	70
其他收入	100	

2. 对成本核算的处理

在全成本核算方案下，临床类科室由于核算所有的收入，故也应核算所有的成本，包括在手术室产生的成本、医技类科室协作成本、后勤辅助科室成本、管理部门成本等，根据四级分摊方法，逐一核算分摊至临床类科室中。

在内部分配核算方案下，根据不同医院的管理需要，对各种成本的处理将变得十分灵活。如科室的奖金支出、部分折旧费不纳入科室核算，这就要求在核算系统中进行灵活设置。要达到这样的效果，必须从成本的采集、待摊成本的设置、分摊方法的选择上，均进行独立设置。

第三节   设计多维度的核算数据报表

通过核算系统，数据的处理过程在系统后台进行。如何验证系统对数据处理是否正确，则需要设计多维度的核算数据报表。

一、收入

根据收入是否已进行处理，可以把收入分为原始收入、核算收入。

（1）原始收入：根据各个系统原始采集、录入的收入。

（2）核算收入：根据定义的核算规则，进行核算处理的收入。如手术收入根据执行科室进行交叉划转。

二、成本

根据成本是否已进行处理，可以把成本分为原始成本、核算成本，并且可以对核算成本中各科室的摊入成本及待摊成本进行查询。

（1）原始成本：根据各个系统原始采集、录入的成本。

（2）核算成本：根据定义的核算规则，进行核算处理后的成本。如电费根据面积分摊计入相应的科室。

①摊入成本查询：根据设置的分摊步骤，查询某核算单元摊入的相应成本。如表 10 - 3 所示：

表 10 - 3　摊入成本查询设计表

核算方案						
核算单元						
核算期间						
待摊成本	成本项目					
	人员成本	药品成本	手术麻醉成本	医技成本	其他成本	成本小计
手术直接材料						
手术直接药品						
手术其他材料						
手术其他药品						
手术其他成本						
……						

②待摊成本查询：根据设置的分摊步骤，查询某待摊成本实际摊出的情况。如表 10 - 4 所示：

表 10 - 4　待摊成本查询设计表

核算方案			
待摊成本			
核算期间			
核算单元	分摊标准量	分摊率	摊入金额
科室 A			
科室 B			
……			

三、核算报表

综合体现核算单元在某核算方案下，经过定义的核算规则核算后的收入、支出情况。如表 10 - 5 所示：

表 10 - 5　某核算方案下收入、支出情况设计表

	核算方案			
	核算期间			
	核算单元			
	项目	科室 A	科室 B	……
收入	收入小计			
	药品收入			
	手术麻醉收入			
	医技收入			
	其他收入			
成本	成本小计			
	人员成本			
	药品成本			
	手术麻醉成本			
	医技成本			
	其他成本			
	结余			

第四节　规范各类手工数据的填报格式及填报要求

一、提供统一的报表格式

医院的 HIS 系统是在满足医疗需求的基础上结合流程优化的要求建立起来的，不一定能够提供所有的核算基础数据。在系统建立、完善的过渡时期，就需要各部门通过手工填报核算所需数据。例如，产妇到门诊进行胎监，胎监的设备在产房，因此，相关部门需将产科门诊产妇的这部分工作量和收入手工调整至产科病区。

为了提高汇总数据的效率，核算部门需将统一的手工报表填报格式提供给科室，要求科室每月按时提交报表。

例如，核算部门设计统一的填报表格、规范科室名称，统一填报表格中的科室名称是准确开展核算工作的重要基础。若由各个部门自行填报，有可能由于各方面原因而造成核算差错。

二、明确填报部门的责任

由于各部门填报的数据决定了核算结果的准确性，进一步影响绩效考核结果与医院管理决策，因此，财务部门要求数据填报部门需对其所上报数据的真实性、完整性负责，若填报数据有误而影响科室核算结果，数据填报部门需向受影响科室解释说明并作出更正。

（撰写人：黄运仪）

小　结

医院实行成本核算，是客观经济规律的需求，是科学管理的需求，也是国家深化医院财务制度改革的需求。随着医疗形势的变化，医院经济管理意识的增强，医院越来越重视成本管理，成本核算的作用也日益凸显。

更重要的是，近年来医疗费用已成为社会各界关注的焦点，调整医疗服务价格的呼声也愈来愈强烈。2010 年，卫生部、发改委组织修订医疗服务项目目录（医疗服务项目细分至 10 940 项），将由各地物价部门组织核定各医疗收费项目的价格。然而，成本是医疗服务定价的基础，医疗服务价格成本核算对医疗价格政策的制定具有重要的参考意义，这是一项浩大又繁杂的工程。

国家卫生部于 2001 年颁发并试行的《医院医疗服务成本核算办法》明确规定了医院医疗服务成本核算采用全成本法，2012 年颁布的《医院会计制度》和《医院财务制度》也明确要求医院开展成本核算工作。但有关成本核算的具体实施方法及细则至今仍未制定，目前在全国范围内仍处于探索阶段。

从实践效果来看，大部分医疗机构虽已建立院科两级成本核算体系，但实施成本核算的目的和具体的应用范围则各有不同，因此各医疗机构的核算处理方法也存在差异，包括数据归集方法、核算的框架及内容、分摊方法等，尚未形成统一和公认的体系，致使医疗机构之间的核算数据缺乏可比性，这也正是医疗服务项目成本核算、病种成本核算面临困难的症结所在。因此，在国家相关主管部门没有对医疗机构成本核算提出具体细则和要求的情况下，各家医疗机构更多的是从自身管理需要出发，搭建成本核算体系，并在实践中不断修正和完善。

因此，成本核算篇是基于笔者对所在医院近二十多年成本核算工作实践经验的总结和归纳，以期全面、系统地阐述医院成本核算体系和具体方法，分享医院成本核算开展过程中的经验。

科室成本核算是财务部门管理的抓手、发声的依据。成本核算的基础如何决定了成本核算能做多细、成本核算能走多远、成本核算数据能发挥多大的作用。成本核算工作最大的难题不是不知道怎么算，而是没有数据或者数据过于粗放，多数医疗机构核算工作基本处于"巧妇难为无米之炊"的状态。

事实上，成本核算不是财务部门关起门来埋头苦干就可以完成的，其反映的不只是财务信息，更是全方位、全过程、多维度的数据，涉及医院方方面面的信息，需要医院所有部门共同配合推进这项工作。完整准确的信息是成本核算工作的必要基础：一方面是为了成本核算中收入成本的合理归集和划转，另一方面是为下一步进行多维度、多层次的科室经济分析提供素材和依据。

完善成本核算信息基础的过程实际是对医院医疗业务流程的梳理，对于人、财、物等方面管理工作的倒逼，需要财务部门"巧借东风"，争取高层管理者的支持，发动所有部门的积极性，共同推进医院各环节工作流程的完善和各部门管理制度的梳理、搭建和完善。所以成本核算是最基础也是最核心的工作，一方面是梳理现状、改进流程，另一方面是建立规则，也就是推动建立相关工作的管理规章制度。这要求财务人员对全院业务和流程有全面的了解和掌握，也对财务人员的横向沟通和纵向渗透的能力提出了较高的要求，也是财务部门提高在本单位影响力的重要契机。

而当下医疗机构的成本核算必然离不开信息系统的建设。高效的信息系统建设，一是需要医院管理层的重视，充分认识到成本信息对于提高医院管理水平的重要性，将信息化的工作提升到作为医院战略支持型的定位，使各部门、各相关岗位树立以数据进行管理的意识，做好成本核算信息系统的整体规划；二是财务人员作为掌握成本核算知识的人员，应与信息部门人员、软件开发人员互相协作，深入业务过程，与业务部门人员充分沟通，梳理信息的需求和存在的问题，共同讨论解决对策，尤其是要深入参与业务端进行系统改造或上线新的业务信息模块，提出相应的数据需求。成本核算信息系统的建设需要信息部门、财务部门协同推进、共同努力。

（撰写人：娄兴汉）

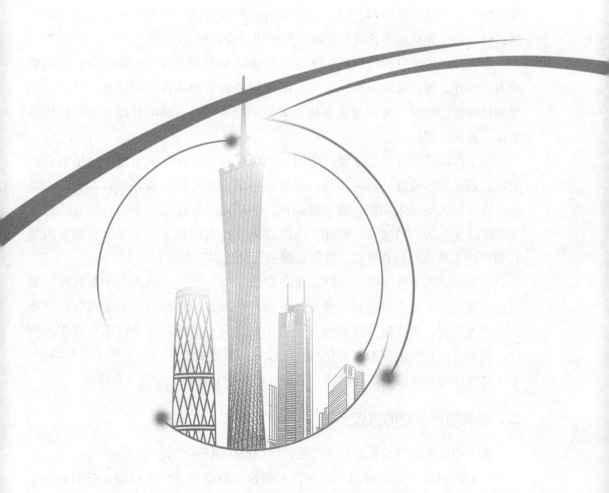

经济分析篇

第十一章　医院经济分析概述

第一节　医院经济分析的内涵、目的及特点

一、医院经济分析的内涵和目的

医院经济分析是指结合医疗政策形势和医院运营计划，运用经济核算报表、统计数据和其他有关资料，对一定时期内的医院经济运行状况和经营活动进行调研、分析，并从经济管理角度提出管理建议的过程。

医院开展经济分析的目的，是通过经济活动分析、评价，为政府、医院管理者等梳理、整合医院财务、会计与医疗服务及资源综合使用信息，并提供完整的经营管理结果，为医院提高社会效益、经济效益、经济管理水平等提供诊断性、适用性建议。

由于医院经济分析更主要的作用是为医院和医疗业务科室提供经济方面的建议，若要发挥经济分析的作用，就要求经济分析与医疗业务密切结合，也要求经济分析人员深入临床一线实地调研，不局限于数据层面分析，而是透过数据看医疗业务活动的实质。因此，医院经济分析实际就是一个以核算数据为核心的"挖掘数据→检查数据→理解数据→预见数据"的过程。

威廉·比弗为投资者分析财务报表提供了指导方针，他的"十大戒律"对医院经济分析人员来讲也同样受用，现对其中六条稍作修改：不能孤立地使用经济管理报表；不要把经济管理报表当作准确信息的唯一来源；不可以不写脚注，因为它们是经济分析不可分割的一部分；不要只把注意力放在单个数字上；不要忽视经济管理报表的局限性；不要忽略医疗专业人士的意见和建议。

二、医院经济分析的特点

为了适应外部环境和形势的变化，医院必须做到：

（1）在环境变化影响到医院经营之前预期到变化并作出回应，在问题发生之前避免而不是事后进行补救。

（2）持续地改进经营管理方式，而不仅仅是寻求短期的利益。

（3）向外关注患者的要求以及同行医院的威胁。患者的要求是医院的驱动力，同行医院的竞争策略及其提供的服务会影响医院收益。

（4）将医院内部和外部各因素有机结合起来，这样才能彻底而不是暂时性地解决问题。

为此，医院需要形成与医院战略相结合的战略经济分析体系。这意味着医院经济分析需要从战略的高度，围绕本医院、患者和同行医院组成的"战略三角"，既提供有关患者和同行医院具有战略相关的外向型信息，也对本医院的内部信息进行战略审视，帮助医院的管理者知己知彼，进行高屋建瓴式的战略思考。医院经济分析应以医院长期发展的战略目标为基础，同时结合医院年度经营计划，既重视医疗活动，也重视人力资源管理、经济运行、后勤服务等活动，既着眼于现有经营范围的活动，又着眼于种种可能的运营活动（如扩大经营范围的前景分析等），把医院内部结构和外部环境综合起来。

战略经济分析实际上是传统财务分析的发展，而不是取代，也不是分支。这种分析跳出了单一财务数据、核算数据的空间范围，站在医院战略的高度，将视角更多地投向影响医院运营的各种因素和环境，从而帮助医院管理者在进行战略思考时得到具有更广阔视野、更深层次内容的经济分析研究，为医院改善经营和提高竞争能力、保持和发展长期竞争优势创造有利条件。

第二节　医院经济分析的一般方法

企业财务分析方法有比较分析法、比率分析法、趋势分析法、因素分析法等，这些方法也基本适用于医院经济分析。

一、比较分析法（Comparison Analysis）

比较分析法是将医院某项经济指标的变化进行对比，计算出经济指标变动值的大小，这是经济分析中最常用的方法，也是其他分析方法运用的基础。比较分析法最主要的特点是区分相比较指标之间的差异，包括差异额、差异幅度和差异方向。按比较对象不同，可以分为两种比较方式：

1. 绝对数的比较分析

绝对数的比较是将某指标的实际数与标的值进行比较，通常包括：

（1）与计划（或目标、定额）相比较，了解实际完成计划、定额的情况。

（2）与前期相比较，了解分析指标的发展趋势。

（3）与历史最好水平相比较，了解本期与历史最好水平的差距。

（4）与国内同行业先进水平相比较，了解本医院与同行业先进水平的差距。

（5）与主要竞争对手相比较，了解本医院与竞争对手的差距。

前三种比较分析方法都是基于医院自身的情况进行比较；而后两种比较分析方法则需要收集大量的同行医院数据作为基础。在医院经济分析中，往往是后两种比较分析方法发挥着重要作用。

2. 百分率的比较分析

绝对数的比较分析反映出增减变化的绝对额，但无法反映增减变化的幅度，这可通过计算百分率来实现。百分率的计算分为完成百分率和增减百分率，其计算公式为：

$$完成百分率 = \frac{指标实际值}{指标标的值} \times 100\%$$

$$增减百分率 = \frac{指标实际值 - 指标标的值}{指标标的值} \times 100\%$$

在运用比较分析法时，应注意指标的可比性。具体表现在：首先，计算口径一致，即相比较的经济指标所包括的内容、范围是一致的；其次，对比期间长度一致，即相比较的经济指标应当是相同时间段、相同时间长度的结果；再次，计算方法一致，即相比较的经济指标的影响因素一致。

【例1】A 医院骨科 2017 年的病床从上半年的 40 张增加至下半年的 80 张，2017 年上半年与下半年的收支情况对比如下：

表 11 - 1　A 医院骨科 2017 年上半年与下半年的收支情况对比

项目	2017 年上半年月均	2017 年下半年月均	2017 年下半年月均比 2017 年上半年月均的变化率（%）
收入（元）	1 000 000	1 800 000	80
成本（元）	950 000	1 710 000	80
结余（元）	50 000	90 000	80
床位（张）	40	80	100
月均每床结余（元）	1 250	1 125	-10

由于骨科病床数量增加、规模扩大，因此其总体收入、成本必然增长，但是在运用比较分析法时，应注意区分规模扩大带来的效益增长以及自身效率提高带来的效益增长。此时，月均每床结余这一指标才具备可比性，可使用比较分析法。

二、比率分析法（Ratio Analysis）

比率分析法是指医院的信息使用者运用报表的数据，结合报表中其他有关信息，对同一报表内或不同报表间的相关项目以比率的方式反映它们的相互关系，据以评价医院及医疗业务科室经济状况和经营成果的一种分析方法。运用比率分析法进行指标对比的结果是相对数，具体分析的方法有以下几种：

1. 结构比率分析

这是指通过个体指标与总体指标的对比，计算出个体指标占总体指标的比重，分析构成项目的变化，掌握经济活动的特点及变化趋势。例如，药品收入占总收入的比例，人员成本占总成本的比例等。

2. 相关比率分析

这是指不同但又相互联系的指标之间的对比，计算出另一经济含义的指标。分析时应确定不同指标之间客观上存在的相互关系，如通过科室的结余与收入的对比，可计算出结余率；通过成本与收入的对比，可计算出成本率。

运用比率分析法来评价医院的财务状况和经营成果十分有效，分析者可以从复杂的经济信息中跳出来，关注医院和医疗业务科室经济方面的相互关系，此方法在实践中广为应用。

【例2】A 医院胃肠外科 2017 年 2 月基本核算数据如下：

表 11-2　A 医院胃肠外科 2017 年 2 月基本核算数据

	项目	金额（元）
收入	收入小计	650 000
	药品收入	150 000
	手术麻醉收入	250 000
	医技收入	50 000
	其他收入	200 000
成本	成本小计	490 000
	人员成本	98 000
	药品成本	135 000
	手术麻醉成本	200 000
	医技成本	35 000
	其他成本	22 000
	结余	160 000

运用结构比率分析，计算胃肠外科的收入、成本结构如下：

表 11 - 3　A 医院胃肠外科 2017 年 2 月收入结构分析

项目	金额（元）	收入占比（%）
收入小计	650 000	100
药品收入	150 000	23
手术麻醉收入	250 000	38
医技收入	50 000	8
其他收入	200 000	31

表 11 - 4　A 医院胃肠外科 2017 年 2 月成本结构分析

项目	金额（元）	成本占比（%）
成本小计	490 000	100
人员成本	98 000	20
药品成本	135 000	28
手术麻醉成本	200 000	41
医技成本	35 000	7
其他成本	22 000	4

运用相关比率分析，计算胃肠外科的成本率、结余率等核算数据如下：

表 11 - 5　A 医院胃肠外科 2017 年 2 月成本率、结余率等核算数据

项目	金额
收入小计（元）	650 000
成本小计（元）	490 000
结余（元）	160 000
成本率（%）	75
结余率（%）	25
药品收入（元）	150 000
药品成本（元）	135 000
药品成本率（%）	90
手术麻醉收入（元）	250 000
手术麻醉成本（元）	200 000
手术麻醉成本率（%）	80
医技收入（元）	50 000

（续上表）

项目	金额
医技成本（元）	35 000
医技成本率（%）	70

三、趋势分析法（Trend Analysis）

趋势分析法是通过比较医院或医疗业务科室连续数期的会计报表，运用动态数值表现各个时期的变化，揭示其发展趋势与规律的分析方法。医疗活动的经济现象是复杂的，受多方面因素变化的影响，如果只从某一时期或某一时点出发很难看清它的发展趋势和规律，因此，必须把连续数期的数据按时期或时点的先后顺序整理为数列，并计算它的发展速度、增长速度、平均发展速度和平均增长速度，用发展的思路来分析问题。

发展速度是全部数列中的比较期与基期水平之比，反映各个比较期的数值占基期的百分比，从而考察总时期内各个时期的变动情况和发展速度。发展速度指标按比较标准时期的不同，分为定基变化率和环比变化率，其计算公式如下：

$$定基变化率 = \frac{指标实际值 - 指标基期值}{指标基期值} \times 100\%$$

$$环比变化率 = \frac{指标本期实际值 - 指标基期值}{指标基期值} \times 100\%$$

【例3】A医院肝胆外科2017年1—12月收入数据及其发展速度如下：

表 11 - 6　A 医院肝胆外科 2017 年 1—12 月收入数据及其发展速度

时间	金额（元）	与2017年1月比的变化率（%）	环比变化率（%）
2017 年 1 月	150 000		
2017 年 2 月	80 000	−47	−47
2017 年 3 月	150 000	0	88
2017 年 4 月	120 000	−20	−20
2017 年 5 月	135 000	−10	13
2017 年 6 月	142 500	−5	6
2017 年 7 月	157 500	5	11
2017 年 8 月	165 000	10	5
2017 年 9 月	142 500	−5	−14

（续上表）

时间	金额（元）	与2017年1月比的变化率（%）	环比变化率（%）
2017年10月	120 000	−20	−16
2017年11月	142 500	−5	19
2017年12月	150 000	0	5

四、因素分析法（Elements Analysis）

　　因素分析法包括连环替代法、差额分析法、指标分解法等，是指在分析某一因素变化时，假定其他因素不变，分别测定各个因素变化对分析指标的影响程度的计算方法。因素分析法中的连环替代法的基本特点是：在有两个以上因素存在着相互联系的制约关系时（具体表现为构成经济指标的各因素之间存在相乘或相除的关系），对于一个经济指标发生变化而为了确定各个因素的影响程度的情况，首先要以基期指标为基础，把各个因素的基期数按照一定顺序依次以实际数来代替，每代替一个就得出一个新结果。在按顺序代替第一个因素时，要假定其他因素不变，即保持基期水平。在依次逐个代替其他因素时，以已代替过的因素是基数为基础，其余尚未代替的因素仍保持基期水平。

　　【例4】A医院肝胆外科2016年及2017年收入、收治人次等基本数据如下：

表11-7　A医院肝胆外科2016年及2017年收入、收治人次等数据

项目	2016年	2017年
收入（元）	10 000 000	13 200 000
收治人次	1 000	1 200
人均病人费用（元）	10 000	11 000

　　收治人次、人均病人费用对收入的影响程度如下：

表11-8　A医院肝胆外科2016年及2017年收治人次、人均病人费用对收入的影响程度

项目	2016年	2017年	变化值	对收入的影响额（元）	影响占比（%）
收治人次	1 000	1 200	200	2 000 000	62.5
人均病人费用（元）	10 000	11 000	1 000	1 200 000	37.5

第三节　医院经济分析的类型

医院是一个独特的机构，它与其他组织（尤其是工业组织）在管理方面有着显著的差异。例如，定义和衡量产出更加困难；涉及的工作更加复杂多变；工作是相互依赖的，在各不同专业小组之间要求高度的协调性；工作是极度专业化的……

医院的这一系列特点，要求其运营必须满足多方面的条件，与此同时，对医院内部管理的要求也应具备综合性。而医院经济分析作为医院经济运行情况的"听诊器"，对其要求也必然随之提高。本节尝试从医院经济分析目前的服务对象层面分成以下三大类进行阐述。

一、服务于医疗政策制定层面

该层面主要服务对象是政府主管部门。

政府与医院的关系表现在多种形式上。一方面，政府是以所有者身份看待医院经济、财务信息的，关心的是国有资产的保值；另一方面，政府可以通过各主管部门对医院实行不同方面、不同程度的管理和管制，此时政府是以社会管理者的身份，通过医院经济数据掌握对其宏观医疗管理、制定宏观医疗卫生经济政策的信息。例如，医疗服务项目的成本测算、定价、病种费用结算标准制定等。

二、服务于医院管理决策层面

该层面主要服务对象是医院管理层。

从医院管理层的角度来看，对医院经济分析的需求主要有两大类：一是经济分析要能反映医院价值增值和转移的全过程，即从战略经济分析的角度配合医院制定发展战略，如资源配置的经济论证和分析、业务结构优化的经济分析等；二是对于重大投资、重要设备购置论证等，需要从经济角度分析，此类属于专题论证和分析。

三、服务于医疗业务科室经营层面

该层面主要服务对象是医疗业务科室管理者，即科主任和护士长。

医院的医疗业务科室实质上就是医院的各责任中心。责任中心是指医院内部能在恰当的程度上具有明确的经济目标、独立承担经济责任、独立核算与评价经济结果，并根据绩效多少独立承担奖罚，能将责任与权利结合起来的单元。它既不是法律主体，又不是财务会计主体，而是医院内部的责任主体。

医院就是由多个责任中心组成的集合体。因此，各责任中心的经济运行情况是否健康，直接影响医院的整体经济运行状况。为此，经济分析在服务于责任中心集合体的同时，必须服务于各责任中心，为其提供及时、准确的经济分析数据与管理建议，与医疗业务科室共同探讨分析经济运行过程中存在的问题，以使得医疗业务科室经济能够持续健康发展。

上述医院经济分析的三个服务对象层面，主要分析了内容和重点，经济分析对于它们的作用都有所不同，具体归纳见表 11 - 9。

表 11 - 9　各层面经济分析的特征

比较项目	医疗政策制定层面	医院管理决策层面	医疗业务科室经营层面
服务对象	政府主管部门	医院管理层	医疗业务科室管理者
分析目的	为制定宏观医疗卫生政策提供数据支持	服务医院战略制定及重大事项决策	为医疗业务科室提供及时、准确的经济分析数据与管理建议
分析时间跨度	长期	长期/中期	中期/短期
分析涉及范围	广泛、大样本	医院整体/重点项目	科室/同类可比科室

不同层面、不同类型、不同医院的经济分析方法不同，但指导思想是相同的，就是提供可靠且相关的经济分析数据和信息，为政府及医院管理提供决策支持。

第四节　进行医院经济分析应处理好的几个关系

一、医院经济分析与其他管理工作的关系

医院经济活动渗透于各个医疗环节过程，涉及医院的各个部门。因此，要做好经济分析工作，单纯"就数字论数字"是难以发现经济运行过程中存在的实质性问题的。它要求经济分析部门与其他管理部门通力合作，了解和熟悉医疗活动过程。

二、长远利益与短期利益的关系

医院经营是一个漫长的过程，短期的最佳经营状态水平未必符合医院长期

发展战略。完善、适用的经济分析，应着眼于医院长期的生存与发展，不能片面强调短期利益。例如，以员工的聘用、培养为例，医院雇用新员工后，一般要对其进行一段时间的培训并会产生一定的培训费用。从经济数据层面来看，在新聘员工初期，因新员工短期内不能创造出与原有员工同样的效益水平，人均效益这一指标必然受到影响。但从长远来看，随着医院业务的发展，这是必须经历的过程，当医院将其最优价值的资源——员工所拥有的知识发挥至极，就是其效率和效益最大化的过程。因此，在新聘员工阶段，经济分析不能仅仅局限于短期利益水平。

三、医院经济分析与医疗质量、学科建设的关系

医疗是医院发展永恒的主题，所以经济分析的目的并非纯粹的效益最大化。经济分析的根本目的是提高资源使用效率、优化结构，为医疗质量、安全以及学科建设创造坚实、稳固的经济基础。因此，经济效率与医疗质量、学科建设之间的关系并不是矛盾的。

（撰写人：李丹）

第十二章　医院经济分析"四要素"

正如前文所述，医院经济分析的目的是多视角、多渠道地发现更深层次的问题，及时、准确地提供各种经营信息。医院经济分析最基本的四要素包括收入、成本、人员、工作量。

第一节　收入：结合收费内容、医疗业务环节分类反映

一、传统收入分类

收入是指科室在日常医疗业务活动中形成的经济利益的流入。根据《医院会计制度》规定的医疗收入项目类别可以分为：

（1）门诊收入，具体细分为挂号收入、诊察收入、检查收入、化验收入、治疗收入、手术收入、卫生材料收入、药品收入、药事服务费收入、其他门诊收入等。

（2）住院收入，具体细分为床位收入、诊察收入、检查收入、化验收入、治疗收入、手术收入、护理收入、卫生材料收入、药品收入、药事服务费收入、其他住院收入等。

上述分类主要是根据收入内容的不同进行划分。

二、适用于经济分析的收入分类

医院收入主要通过项目收费实现，病人从进入医院接受诊断、治疗到治愈离开医院，经过了一系列的医疗环节，每个医疗环节根据所提供医疗服务项目，均发生相应的收入和成本。按收费内容划分收入并不能反映各医疗环节产生收入的情况，不利于进一步分析反映各医疗环节的经济效率，因此，本书结合医疗业务流程的特点，从经济核算与分析的角度对收入进行如下分类反映：

（1）临床诊疗类收入，指在病房、门诊为病人直接提供医疗服务实现的收入。根据收入内容不同具体细分为药品收入、卫生材料收入、挂号收入、床位收入、诊察收入、检查收入、手术收入、治疗收入、护理收入、其他收入等。

（2）手术麻醉类收入，指在手术室完成的，由临床医生、手术室护士、麻醉科医生协作向病人提供手术治疗、麻醉等医疗服务实现的收入。具体可细分为手术收入、麻醉收入，在此基础上可进一步细分为项目收入、药品收入、材料收入、其他收入等。

（3）医技类收入，指由住院或门诊科室开单，检查和检验部门独立完成的收入。具体可细分为检查收入、化验收入、治疗收入等，在此基础上可进一步细分为项目收入、药品收入、材料收入、其他收入等。

第二节　成本：结合成本性质、医疗业务环节特点分类反映

一般来说，病人进入医院后，主要经历了门诊或住院诊疗、手术麻醉治疗、医技诊断这三个主要环节，各环节的收入与成本汇总形成了治疗病人的总收入和总成本。对于成本分类反映，一方面参照收入划分的方法，按对应的医疗环节进行分类，同时还需结合量本利分析模型，对不同属性的支出进行划分。

一、临床诊疗类成本

临床诊疗类成本是指在病房、门诊为病人直接提供医疗服务而发生的成本费用。根据支出内容、属性的不同可进一步具体细分为：变动成本包括药品支出、卫生材料支出等，固定成本包括人员支出、折旧费、维修费、业务费、办公费以及后勤辅助费用等。

二、手术麻醉类成本

手术麻醉类成本是指在手术室提供手术治疗、麻醉等医疗服务所发生的并向相应的临床类科室转移的成本费用。根据支出的属性可具体细分为可收费材料支出、公共材料支出、药品支出、人员支出、折旧费以及各项公共业务费等。

三、医技类成本

医技类成本是指检查和检验部门独立提供服务发生的并向相应的临床类科室转移的成本费用。根据支出的属性可具体细分为：

（1）变动成本，如药品支出、卫生材料支出等。

（2）各类固定性的成本，如人员费用、设备折旧费、业务费等。

四、管理费用

管理费用是指医院为了实施总体性管理，以保证其医疗业务得以持续、正常进行和发展而发生的全部费用，同时还包括在当前体制下医院必须自行承担、消化的一些公共费用，如离退休费用、公费医疗分摊费用等。管理费用是构成医疗机构总成本的一部分，但其成本额与各个医疗业务部门向病人提供服务量的多少没有直接关系，管理费用的分摊往往与医院的管理导向有关。因此，管理费用需要单列反映，避免放在某个医疗环节的成本中，从而影响成本效率分析的准确性。

第三节　人员：结合科室人数、人员构成情况分类反映

一般来说，医院需要配置医生、护士、技术人员、药剂人员、后勤人员、行政管理人员等，各类人员中也根据岗位的需要形成相应的高、中、低梯队。因此，对人员进行核算，目的是从经济角度反映人力资源的效率、结构，为医院人力资源的配置、管理提供决策参考依据。结合科室的业务管理需要，经济分析报表需要及时反映如下人员核算信息：

一、科室实际人数

科室实际人数是指在科室内实际工作的自然人数。

二、科室折合人数

在医院内，处于轮训阶段的医生往往不能完全独立承担医疗工作，其工作量与普通医生不可比。另外，随着医院发展，在人力资源配置上将逐步优化结构，配置更多的助理类人员，其工作内涵与正式的医护人员也有所区别。为了横向比较科室之间人员的工作效率，需先按工作量的可比性对科室的人员进行分类核算，在此基础上将不同类别的人员按照工作量负荷程度的差异选取一定标准进行折算，以得出科室之间可比的工作人数。

科室折合人数计算的例子如下：

A科室配置医生10人，护士15人，另外有新来的正处在培训阶段的医生2人，同时还配置了助理护士2人。考虑到培训医生、助理护士承担的工作量约为正式医生、护士的1/2，在计算科室折合人数时，将A科室的培训医生和助理护士人数进行折算，即A科室的折合人数 = 10 + 15 + 2×0.5 + 2×0.5 = 27（人）。

三、人员结构

人员结构是指科室内部的人员构成情况，可从多个角度分类反映。

（1）技术职称结构：正高、副高、中级、初级、其他。

（2）人员岗位结构：医生、护士、技术人员、其他。

（3）用工类型结构：编制内员工、编制外员工。

第四节　工作量：结合各类科室工作量情况分类反映

工作量是反映科室工作效率的最重要内容之一，因此也是经济分析报表不可或缺的部分。工作量数据应结合医院管理设置、科室医疗业务流程以及经济分析报表的具体应用要求进行分类统计反映。一般来说，各类科室工作量指标包括：

一、住院科室

该科室指标有出院人数、实际占用床日、床位使用率、床位周转次数、平均住院日、手术量。

二、门诊科室

该科室指标有门诊接诊人次、出诊工时。

三、医技类科室

该科室指标有检查治疗人数、检查治疗项目数、预约等待时间、检查至出报告时间。

四、手术室、麻醉科

该科室指标有手术量、麻醉例数、手术时间、麻醉时间。

医院的管理方法各具特点，经济分析报表需结合医院的管理特点反映工作量，门诊管理也存在多种模式，较常见的主要有两种：一是固定医生在某个门诊专科出诊；二是由病区派出医生到门诊出诊，并且医生在多个专科内出诊。对于前者，无论从业务角度还是人员绩效的角度，按门诊专科统计反映工作量即可；但对于后者，业务角度与人员绩效角度反映的工作量则有所区别。从业务角度来看，按门诊专科统计工作量，反映该专科业务下接诊病人的数量、费用等情况；从绩效角度来看，按某行政科室下管辖的所有医生统计在门诊出诊的总工作量，可能涉及多个门诊专科，目的是反映该科室医生在门诊接诊病人数量、费用等情况。因此，经济分析报表应根据使用者的需求分别从业务角度、绩效角度统计反映门诊量。

（撰写人：甘寨妃）

第十三章　医院经济分析报表编制

第一节　医院经济分析报表的主要分析指标

一、临床科室的主要分析指标

临床科室作为最终汇总病人所有收入、成本的核算单元，需从多个角度分析其业务运营、经济效率、绩效状况，因此分析指标较多，可分为以下几类：

1. 基本业务收支情况

主要反映科室收入、成本、结余等情况。具体指标如下：

表 13－1　临床科室的基本业务收支指标

项目	指标	指标说明
1. 业务收入		按收入发生医疗环节的不同分类反映，各类别下可再进一步按费别、收费内容细分反映 一般来说，需要在各类别下划分出药品、材料收入，药品是国家费用控制的重点，药品和材料均采用加成制，消耗的是外部成本，在病人费用中占比较大
1.1	临床类收入	
1.2	手术麻醉类收入	
1.3	医技类收入	
2. 业务成本		
2.1	业务成本（不含管理费）	结合成本性态、成本内容以及医疗环节的不同分类反映
2.1.1	变动成本	
2.1.1.1	临床类成本	主要指临床消耗的药品、材料
2.1.1.2	手术麻醉类成本	对于临床科室来说，其承担的手术麻醉、医技成本与其占用这些科室的资源相关，可视为一项变动成本
2.1.1.3	医技类成本	
2.1.2	固定成本	主要指在临床医疗环节中发生的人员、折旧、业务费用等各项支出

（续上表）

项目	指标	指标说明
2.2	管理费用	管理费用的分摊往往与医院的管理导向有关，其成本额与各个医疗业务部门向病人提供服务量的多少没有直接关系，需要单列反映
	3. 边际贡献	等于业务收入减去变动成本，可按临床类边际贡献、手术麻醉类边际贡献、医技类边际贡献反映
	4. 总结余	等于业务收入减去业务成本
4.1	结余（未摊管理费）	反映不考虑管理费用情况下的结余情况

2. 收入结构

主要分析收入的构成，通过不同的角度反映收入的主要来源，作为科室优化结构、加强管理的参考。

表 13 - 2　临床科室的收入结构指标

项目	指标	指标说明
1. 收入结构（按医疗环节）		
1.1	临床类收入	计算各医疗环节的收入占比，反映收入主要来源的医疗环节
1.2	手术麻醉类收入	
1.3	医技类收入	
2. 收入结构（按收费内容）		
2.1	药品收入	
2.2	材料收入	
2.3	治疗收入	计算各种费别收入的占比，反映收入主要来源的项目，用于科室优化收入结构的参考指标
2.4	手术麻醉收入	
2.5	检查收入	
2.6	化验收入	
2.7	护理收入	
2.8	其他诊疗收入	

3. 成本结构

通过从不同的角度反映科室业务成本的构成，给科室加强成本管理提供指引。

表 13 - 3　临床科室的成本结构指标

项目	指标	指标说明
1. 成本结构（按医疗环节）		计算各医疗环节的成本占比，反映成本主要来源的医疗环节
1.1	临床类成本	
1.2	手术麻醉类成本	
1.3	医技类成本	
1.4	管理费用	
2. 成本结构（按成本性态）		根据成本性态反映科室的成本来源，结合量本利分析模型一并应用
2.1	变动成本	
2.2	固定成本	
2.3	管理费用	
3. 成本结构（按成本内容）		计算各类成本的占比，反映科室业务的主要成本来源，用于科室优化成本结构的参考指标
3.1	药品成本	
3.2	材料成本	
3.3	手术麻醉成本	
3.4	医技成本	
3.5	人员成本	
3.6	折旧费	
3.7	业务费	
3.8	后勤辅助费用	

4. 成本率

表 13 - 4　临床科室的成本率指标

项目	指标	指标说明
1. 总成本率		反映科室各类成本的运行效率指标。其中临床类、手术麻醉类、医技类成本率计算等于相应医疗环节的成本除以对应的业务收入
1.1	业务成本率（不含管理费）	
1.2	临床类成本率	
1.3	手术麻醉类成本率	
1.4	医技类成本率	
1.5	管理费用占总收入比率	
1.6	药品成本率	
1.7	材料成本率	

5. 业务分析指标

表 13 – 5　临床科室的业务分析指标

项目	指标	指标说明
一、床位资源效率		
1	平均开放床位	用于分析反映床位的使用效率及经济效率
2	每床业务收入	
3	每床业务成本	
4	每床结余	
5	床位使用率	
6	床位周转次数	
7	平均住院日	
二、病人服务效率		
1	出院人数	分别从出院病人、病人占用床日的角度分析反映住院业务的服务效率、经济效率
2	每出院病人业务收入	
3	每出院病人业务成本	
4	每出院病人业务结余	
5	实际占用床日	
6	每床日业务收入	
7	每床日业务成本	
8	每床日结余	
9	门诊接诊人次	分析反映门诊业务的服务效率、经济效率
10	每门诊病人业务收入	
11	每门诊病人业务成本	
12	每门诊病人业务结余	
13	手术量	
14	住院手术占比	
15	门诊手术占比	
16	手术材料占手术收入比例	

（续上表）

项目	指标	指标说明
三、人员效率		
1	人均出院人数	
2	人均看管床日	
3	人均手术量	
4	人均门诊接诊人次	分析反映人员的工作效率、经济效率
5	人均业务收入	
6	人均业务成本	
7	人均结余	
8	每百元人力成本创造结余	

二、特殊业务：门诊业务的分析指标

门诊业务根据医院管理方法的不同，数据分析的方式也有所差异。对于固定医生在某个门诊专科出诊的管理模式，经济分析报表中只需对门诊专科归集、核算的数据进行分析反映即可，其分析指标参照临床科室的设置；但对于由病区派出医生到门诊出诊，并且医生在多个专科内出诊的情况，分析报表则需同时按两种不同角度反映门诊业务的绩效：①业务角度，即以门诊专科作为基本单元，分析、反映相关数据、指标；②绩效角度，以医院的行政架构设置的科室为基本单元，在分析该科室的收入、成本、结余、人员、工作量时，需将其住院、门诊业务合并反映。

例如，A科室人数25人，根据出诊工时折算约投入5人在门诊工作。其经济分析报表的指标应按如下方式反映。

表13-6　A科室经济分析指标

项目	住院业务	门诊业务	合计
业务收入（万元）	100	25	125
业务成本（万元）	90	20	110
业务成本（不含管理费）（万元）	80	18	98
管理费用（万元）	10	2	12
业务结余（万元）	10	5	15
折合人数（人）	20	5	25

（续上表）

项目	住院业务	门诊业务	合计
结余率（%）	10	20	30
人均结余（万元）	0.5	1	1.5
……			

三、医技部门的主要分析指标

医技部门的业务主要是通过人员、设备进行检查化验，并出具诊断报告，对其分析的重点主要是人员、设备的效率，因此分析指标主要体现在如下方面：

表 13 - 7　医技部门的主要分析指标

项目	指标	指标说明
	1. 检查治疗项目数	工作效率指标
	2. 平均每项目收入	
	3. 业务收入	基本业务收支情况
	4. 业务成本	
4.1	业务成本（不含管理费用）	
4.2	管理费用	
	5. 业务结余	
	6. 变动成本占比	成本结构
	7. 人员成本占比	
	8. 折旧费占比	
	9. 结余率	经济效率指标
	10. 人均结余	
	11. 资产收益率	

四、手术麻醉部门的主要分析指标

手术麻醉部门的业务主要是与临床科室协作对病人进行手术治疗，是医院内部成本消耗的主要科室，其中手术耗材的使用占据最大比例。结合这些特点，手术麻醉部门的分析指标设置如下：

表 13 - 8　手术麻醉部门的主要分析指标

项目	指标	指标说明
	1. 手术量/麻醉例数	工作效率指标
	2. 平均每例收入	
2.1	平均每例项目收入	
2.2	平均每例材料收入	
2.3	平均每例药品收入	
2.4	平均每例其他收入	
	3. 业务收入	基本业务收支情况
	4. 业务成本	
4.1	业务成本（不含管理费用）	
4.2	管理费用	
	5. 业务结余	
	6. 卫生材料占比	成本结构
	7. 人员成本占比	
	8. 折旧费占比	
	9. 结余率	经济效率指标
	10. 平均每例手术结余	
	11. 卫生材料成本率	

第二节　医院经济分析报表的展现形式

一、使用决定形式：经济分析报表的形式需适应医院的管理需要

经济分析报表的目的是给予管理者直观的经济数据反映，指出存在问题，同时辅助管理者决策。因此，经济分析报表的展现形式也需随着医院的管理需要适时变更。例如，在医院重点考虑优化床位配置时，经济分析报表需详细展现与床位有关的各项经济指标，对于其他未出现重大异常的非关键性指标则可不予展现。下面将对经济分析报表在具体应用中个体情况予以说明。

二、案例

案例 1：医院日常定期经济分析报表（季度报表）

作为定期提交医院管理层的经济分析报表，主要是反映科室的业务收支情况，并通过关键经济指标分析反馈科室的经济管理是否存在问题。因此，一般来说，重点展示如下内容：

（1）收入、成本、结余、结余率，反映科室业务运行是否出现亏损，经济效率是否高效；

（2）收入构成，反映收入结构是否理想，对药品的控制是否在管理目标内；

（3）人均结余、每百元人力成本创造结余，反映人力资源的经济效率；

（4）各医疗环节业务成本率，反映各运营环节的经济效率；

（5）工作量及相关医疗统计指标，反映基本工作情况。

案例2：医院面临床位结构调整时，经济分析报表如何展现

在医院处于床位资源紧张、需优化床位资源配置或者出于床位规模扩大、需合理分配专科床位的情况下，经济分析报表需结合医院的管理需求，重点展现与床位资源相关的经济效率指标，为医院管理层提供决策参考。

1. 通过床位使用率、平均住院日指标，判断现有床位配置下，科室床位是否足够

一般来说，各科室根据其医疗业务特点，平均住院日会处于一定数值范围内，医院在内部管理中也往往会核定科室的平均住院日目标值。若科室实际平均住院日低于核定值，说明该科室需通过采取一定的管理措施提高住院业务的效率，此时分析科室床位配置是否足够，则主要分析专科的床位使用率、专科病人候床情况。

（1）若科室实际的床位使用率较高，存在病人候床的情况，说明科室病源较充足，床位资源不足；

（2）若科室实际的床位使用率较低，说明该科室病源可能不是十分充足，床位存在闲置的情况。

若科室实际平均住院日高于核定值，则需进一步分析是否存在压床而带来床位使用率较高的情况。若是，则应以核定住院天数推算床位使用率作为分析指标，再参照上述的方法判断科室床位配置是否足够；若不是，则以实际床位使用率进行分析判断指标。

2. 在分析科室床位配置是否足够的基础上，进一步分析科室床位的经济效率

以每床结余、每床医疗结余作为经济效率主要参考指标，以平均每床位占用面积、单位面积结余作为辅助参考指标。

（1）每床结余反映科室目前的盈利能力；

（2）每床医疗结余反映科室将来的盈利能力，因为药品是国家控制的重点，

医改也将逐步取消药品加成；

（3）平均每床位占用面积反映科室占用房屋资源的情况；

（4）单位面积结余反映科室占用房屋资源所带来的效益。

案例3：医院人力资源配置时，经济分析报表如何展现

随着医院管理模式从粗放型逐步走向细节型管理，人力资源的配置在考虑科室业务需求的基础上，还需要进一步结合科室的人力资源效率综合考量。因此，作为人力资源配置参考的经济分析报表，应重点展现与人力资源效率相关指标。

1. 人员结构

人员职称结构：主要反映科室内正高、副高、中级、初级、助理人员和其他级别人员的配置情况及构成，由此判断科室内部人员配置是否呈现金字塔形，各层级人员的配置是否合理。

人员岗位结构：主要反映科室内医生、护士、技术人员和其他岗位人员的配置情况及构成，由此判断各类岗位的人员配置是否满足科室的业务需要。

2. 人员工作效率

总体人员工作效率：通过人均出院人数、人均看管床日、人均手术量、人均门诊量等指标体现，反映科室总体的工作效率。

岗位工作效率：统计不同岗位的人员人均工作量，反映各类岗位的工作效率。

例：医生、护士岗位的工作效率指标

医生岗位：医生人均出院人数、医生人均管床数、医生人均看管床日数、医生人均手术量、副高及以上医生人均手术量、医生人均接诊人次。

护士岗位：护士人均管床数、护士人均护理床日数、护士人均护理项目数。

3. 人力资源经济效率

人均结余：反映科室每人创造结余情况。

每百元人力成本创造结余：反映科室人员成本投入的效率。

上述两项指标需结合科室的业务需要，进行综合分析、考量，单纯以某一项作为参考指标，可能未反映客观情况。

例：人均结余、每百元人力成本创造结余相矛盾的情况

表 13 -9　人均结余、每百元人力成本创造结余相矛盾案例

项目	科室 A	科室 B
总人数	25	23
中级以上人数	10	13
初级及其他人数	15	10
业务结余（万元）	100	100
人员成本（万元）	70	72
人均结余（万元）	4	4.35
每百元人力成本创造结余	143	139

从表 13 -9 的数据可以看出，科室 A 的人均结余低于科室 B，但是每百元人力成本创造结余指标，则是科室 A 更高。这种情况下，依赖经济效率指标无法判定人力资源效率的高低，需要综合科室的人员结构、人员工作效率进行考量。

（撰写人：巫敏姬）

第十四章　医疗业务科室经济分析

责任中心为医院中的子单位，该单位的管理者对该单位活动的经济运行情况及成果负责。运用经济分析，可评价、衡量医院各责任中心——医疗业务科室的经济运行业绩，一方面可使医疗业务科室了解自身的投入产出、控制成本，另一方面可通过不同分析指标的选取，引导各医疗业务科室协调经营活动以实现医院总体战略目标。

第一节　医疗业务科室经济分析指标

一、分析指标的选取原则

1. 指标的战略性

经济分析指标的选取首先应考虑医院战略控制对责任中心经济状况的要求。如某科室在高速成长阶段，急需提高其主营业务的业务量，以发展其核心竞争力及提高其影响力，此时经济分析的重点应着重关注其核心的业务发展，对于成本开支控制则为次要。当科室进入成熟阶段，成本开支控制、结构优化成为管理重点时，经济分析的重点也应随之调整，着重走向结构的研究等领域。

2. 指标的可行性

计算指标的数据应能容易取得，指标的计量范围应明确。

3. 指标的全面性

属于责任中心——医疗业务科室控制范围内的所有可控因素都应包括在指标内。

4. 经济指标与非经济指标相结合

任何一个单位的业绩衡量指标都不可能反映出其中某部门所有的经济效果，不可能使部门目标与总体目标达到完美的协调一致。经济指标虽然能较综合地从经济角度反映各部门经济成果，但是仍需要业务量、周转率、医疗业务结构等非经济指标来加以补充。

二、衡量经济成果的指标

从企业财务管理的角度来看，经济成果一般用利润衡量。而利润并不是一个十分具体的概念，在其前面加上不同的定语，可以得出不同的利润概念。按照汤谷良[①]对利润概念的归纳，结合医院特性，医院利润概念主要分为五种（见表 14-1）。

表 14-1　利润概念

指标	计算公式	优势	弊端
毛利	业务收入 - 业务成本	评价功能：可以评价责任中心业务的盈利状况，提供预测医院成长性和发展前景的有利佐证 战略导向：使责任中心专注于其核心业务的经营活动和盈利状况	战略导向：忽视对全院性费用开支的控制
边际贡献	收入 - 变动成本	评价功能：可用于评价责任中心控制收入和控制随作业能力的使用而变化的边际成本的情况，用于预测短期业务量的变化对收益的影响 战略导向：将成本按照习性分类进行细化分析，有利于各责任中心考察对各类成本资源的使用情况，并为今后的工作改进方向提供有益参考	评价功能：不能全面考核属于责任中心控制范围内的成本支出情况 战略导向：只衡量变动成本，有可能导致责任中心管理者仅关注变动成本，而不关注固定成本的投入，从而不利于医院整体利益的实现

① 汤谷良. 利润中心制度［J］. 会计师，2005（2）.

（续上表）

指标	计算公式	优势	弊端
可控边际贡献	边际贡献－可控固定成本	评价功能：归集了完全由责任中心管理者决定的收入和成本，可用来衡量责任中心管理者有效运用在其控制和权限下的资源的能力	评价功能：作为评价指标难以区分可控和不可控的与作业能力有关的成本（员工工资水平是由院部集中制定的，如果部门管理者有权决定该部门雇用员工人数，那么工资成本是他的可控成本。如果有权处理固定资产，那么折旧是可控的，反之不可控） 战略导向：部门业绩可能受超过管理者控制的市场环境的影响（一个好的部门业绩可能是绝佳市场和管理低劣的结果，一个不好的部门业绩也可能是糟糕的市场环境和出色管理的结果），造成指标反映的不公允，弱化激励作用
部门边际贡献	可控边际贡献－不可控固定成本	评价功能：该指标考核了应当归属但是不为各责任中心管理者所可控的（如为其提供一般用途如行政、办公室等）成本，增强了成本归属以及管理层的考评结果的可靠性 战略导向：较全面地反映了各责任中心对医院的经济贡献，从经济角度显示了该责任中心存在价值的大小	评价功能：难以区分可控和不可控成本 战略导向：如果用于评价管理者，有时会失之偏颇，因为指标中包含的固定成本可能受到最高管理层决策的影响，削弱责任中心管理者的积极性 可能出现这种情况：所有责任中心都有利润，但医院作为一个整体却是亏损的
税前部门利润（EBT）	部门边际贡献－医院管理费用	评价功能：考核了各责任中心使用资金的效率 战略导向：可以起到提醒责任中心管理者注意医院共同成本的作用，并使其意识到只有当所有能产生收入的部门都产生了足够的边际贡献来弥补这些成本时，整个医院才有可能获利确保整个医院的盈利能力与各部分的盈利能力总和相等	评价功能：医院资本结构并非责任中心能左右，将医院层面发生的与作业能力有关的成本都分配给责任中心，因分配标准的不可控性会使成本发生与归属产生偏差，信息的可信程度会打折扣，进而失去公允性 战略导向：服务部门和责任中心追求的目标往往不一致，会引发矛盾，影响医院战略的实现

三、与经济指标相结合的非经济指标

正如前文所述，医院经济分析不能脱离医疗业务活动，因此在开展分析时，必然涉及与非经济指标的结合。目前用于经济分析中的非经济指标主要有三大类：

1. 社会效益类指标

与经济分析相关的社会效益类指标，主要是从可量化的角度反映医院履行社会义务和责任的情况。此类指标主要包括：每病人医疗费用、每病人药品费用、药品比例、医保患者平均住院费用等。

2. 医疗工作量指标

医疗工作量是反映医院工作情况的重要统计指标之一，其运用非常广泛，而不仅仅用于医院医疗质量、服务态度、医德医风、服务数量等社会效益和经济效益运行效果的评价。此类指标又分为医疗工作总量和人均工作量两类，具体将在下文专题分析中详细阐述。

3. 医疗工作效率指标

医疗工作效率指标，主要反映医疗工作周转速度和资源使用效率，包括平均病床周转率、实际病床使用率、出院者平均住院日等。

第二节 医疗业务科室经济情况分析模型——量本利模型

量本利分析法是基于企业经济管理而产生的一种新的分析方法，最近几年来，由于医院成本核算，医院绩效考核及医院的投、融资效益评估，医院投入产出分析等经营管理中的实际需求，使得大量经济管理中的分析方法在实际工作中得以运用。量本利分析法因其能揭示成本、业务量和利润三者之间的关系而得到医院管理者的高度重视，开拓了医院管理者的视野，极大地保证医院决策的优化与正确。

但医院毕竟不同于企业，在医院引入量本利分析方法时会遇到需要解决的特殊问题，尤其在对医疗业务科室的经济情况进行具体分析时，需要结合医院自身的行业特点，才能使量本利分析法在医院的经济管理中发挥应有的作用。

另外，在应用量本利模型为医疗业务科室提供经济分析时，首先需要向科室说明量本利模型的原理。从实践经历来看，应用"图表＋数据"的说明方式，更有利于非财务专业人员接受这种财务分析模型。基本分析原理包括三点：

第一，当收入减去变动成本后的余额，即边际贡献，等于固定成本时，科室实现收支平衡，此时的工作量为保本工作量。

第二，当工作量超过保本工作量后，在固定成本水平不变的情况下，结余增幅将大于工作量增幅。

第三，当工作量小于保本工作量时，科室出现亏损；若科室收入不足以弥补变动成本，即边际贡献小于0，则越做越亏；若科室收入可以弥补变动成本，即边际贡献大于0，则工作量增加的情况下，亏损逐步减小。

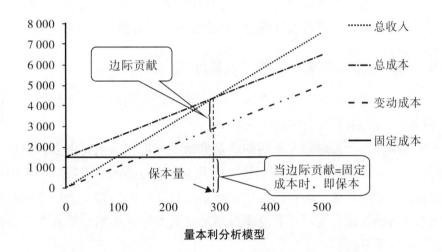

量本利分析模型

第三节　医疗业务科室经济情况分析的应用案例

一、A 科室总体经济情况分析

将 A 科室成本核算数据按量本利分析模型进行整理，关键在于将成本根据各项成本特性划分为变动成本和固定成本。具体数据详见表 14 - 2。

表 14 - 2　A 科室总体经济情况

项目	2010 年（元）	2009 年（元）	增长额（元）	增长率（%）
总收入	15 126 447	13 400 834	1 725 613	12.9
总成本	13 253 848	12 298 534	955 315	7.8
变动成本	11 000 958	10 188 883	812 075	8.0
固定成本	2 252 890	2 109 651	143 239	6.8

（续上表）

项目	2010 年（元）	2009 年（元）	增长额（元）	增长率（%）
边际贡献	4 125 489	3 211 951	913 537	28.4
结余	1 872 599	1 102 300	770 298	69.9

分析思路：

①收入增长 12.9%，变动成本增长 8%，带来边际贡献增长 28.4%。需深入分析的是影响边际贡献增加的原因。②固定成本增长额小于边际贡献增长额，因此结余大幅度增加。需深入分析的是固定成本是否得到较好的控制。

二、收入分析——工作量、人均病人费用

工作量、人均病人费用这两个因素变化导致收入同向发生变化，工作量上升或人均病人费用上升都会带动收入增长。

从数据层面看，人均病人费用的确是推动收入增长的重要因素，但从实质上分析，对于人均病人费用增长不能简单下结论认为必须予以控制。人均病人费用增长，有结构调整、病种结构变化或新项目开展的因素，这种变化主要体现在收入结构的变化，也可能是受单纯增加病人费用的影响。后者并不符合国家政策，应该予以控制。

以 A 科室的收入分析为例，具体数据见表 14 - 3。

表 14 - 3　A 科室收入分析

项目	基期	对比期	增长额	增长率（%）
总收入（元）	15 126 447	13 400 834	1 725 613	12.9
收治病人数量（人次）	817	684	133	19.4
人均药品费用（元）	8 320	9 107	− 787	− 8.6
人均临床诊疗费用（元）	1 409	1 624	− 215	− 13.2
人均手术麻醉费用（元）	5 566	5 272	294	5.6
人均医技费用（元）	3 219	3 589	− 370	− 10.3

分析思路：

①收入增长是由于工作量增加。②病人费用下降导致收入减少，因此收入的增幅小于工作量增幅。其中，病人费用下降，主要是临床诊疗、医技两类费用的下降。如果核算体系支持，可以进一步分析科室病人的病种结构是否发生了变化。

三、成本分析——划分变动成本、固定成本

1. 变动成本

变动成本是指成本总额与工作量增减呈正比例变动关系，每单位的变动成本保持不变。如药品成本、卫生材料、检验试剂等。

影响医疗业务科室总体变动成本的主要因素包括单项变动成本的成本率及收入结构。

（1）单项变动成本的成本率。

如药品、手术、医技等单项成本的成本率下降，会带来总体变动成本率下降。以 A 科室的单项变动成本的成本率分析为例，具体数据见表 14 - 4。

表 14 - 4　A 科室变动成本的成本率

（单位：%）

项目	基期	对比期	增长数量	增长率
变动成本率	73	76	- 3	- 3.9
药品成本率	90	91	- 1	- 1.1
手术成本率	75	83	- 8	- 9.6
医技成本率	70	77	- 7	- 9.1

分析思路：

①各单项变动成本率均有不同程度的下降。②手术成本率下降，同时受到手术量、手术收入结构等多因素影响。③随着医技检查量的提高，医技成本率将下降。

（2）结合收入结构的单项变动成本率分析。

各单项变动成本的成本率各不相同，如药品的成本率最高，则医技的成本率较低；成本率较低的变动成本所对应收入占比增加时，会带来总体变动成本率下降。如医技收入增加、药品收入减少，会带来总体变动成本率下降。以 A 科室的收入结构分析为例，具体数据见表 14 - 5。

表 14 - 5　A 科室的收入结构比例变化

（单位:%）

项目	基期	对比期	增长数量	增长率
药品收入占比	44.9	46.5	- 1.6	- 3.6
临床诊疗收入占比	7.6	8.3	- 0.7	- 9.2
手术麻醉收入占比	30.0	26.9	3.1	10.3
医技收入占比	17.4	18.3	- 0.9	- 5.2

分析思路:

①因各单项变动成本率存在差异,故收入结构的变化将引起总变动成本率的变化。②药品收入占比下降,手术麻醉收入占比提高。③药品成本率高于手术成本率,因此两者占比的变化引起总变动成本率下降。

2. 固定成本

固定成本是指在一定时期和一定规模下,成本总额相对稳定、不受工作量增减变化的影响。当工作量增加时,每单位的固定成本减少,如人员支出、折旧费、保修费等。

以 A 科室的固定成本分析为例,具体数据见表 14 - 6。

表 14 - 6　A 科室固定成本

项目	基期（元）	对比期（元）	增长额（元）	增长率（%）
人员成本	1 316 523	1 115 237	201 286	18.0
折旧费	175 540	257 882	- 82 342	- 31.9
其他费用	184 338	166 754	17 584	10.5
后勤辅助费用	576 490	569 777	6 713	1.2

分析思路:

①固定成本总额增幅小于收入的 13%。②固定成本主要是人员成本增加,折旧费下降。③人员成本上升,需进一步分析是人数增加还是人员人均薪酬水平上涨所致。

第四节　医疗业务科室经济分析实践中的心得和体会

医疗业务科室经济分析,主要阅读者是医疗业务科室的管理者,即科室主任和护士长。作为医疗专业人员，其对数据的熟悉程度、敏感程度肯定不如财务专业人员，正如财务专业人员不熟悉医疗业务流程一样。

医疗专业人员和财务专业人员，双方具有截然不同的专业背景，若在沟通时都习惯性地从自身的专业角度出发，则难以达成共识，工作开展的难度也自然大很多。

其实，作为财务专业人员，关键是首先要了解和理解医疗业务科室主任对经济分析的"期望值"和"具体要求"。例如：医疗业务科室主任往往会直接提出"我们科室到底哪些医疗业务盈利能力较强？我们能控制哪些成本？"的疑问，他们希望财务专业人员能成为科室的"经济管家"，能个性化地为科室管理提供及时、有效、翔实的数据支持。

而从目前大部分公立医院的现状来看，从事医疗业务科室经济分析往往只是财务管理部门的职能之一，谈不上专职为医疗业务科室提供经济分析。财务专业人员往往从数据层面切入，运用经济分析指标剖析科室的经济状况，两者的结合点在于：首先是财务专业人员深入了解医疗业务流程，其次是基于经济分析通过多种渠道、多种方式与医疗业务科室沟通。

从笔者的实践经历来看，单纯的经济分析数据传递并不能起到预期的沟通效果，而且难以实现与医疗业务科室的有效沟通，甚至医疗业务科室在单独"阅读"数据时，可能会产生一些误解。随着经济分析的深入，我们逐步探索出多种沟通方式，例如"面对面"座谈会、建立科室经济管理员制度、举办培训活动等。

（撰写人：李丹）

第十五章　医院管理会计报告

　　医院经济分析多年来在各家医院"摸着石头过河"中各自探索和实践，不同医院也会根据实际情况运用不同的工具和方法。2014 年 10 月 27 日，财政部根据《会计改革与发展"十二五"规划纲要》，制定发布了《关于全面推进管理会计体系建设的指导意见》，全面推进管理会计体系建设。医院经济分析的工作也同样纳入医院管理会计工作的建设中，受管理会计体系建设的指引，2017年 9 月 29 日财政部发布了《管理会计应用指引第 801 号——企业管理会计报告》，以满足企业内部管理需求。国家卫计委也对医疗机构提出了以下两个要求：①加强财务信息化建设，提高财务数据质量；②加强数据分析和结果利用，做好决策支持服务。构建医疗机构管理会计报告体系是我国现阶段会计行业的必然要求，同时也是更好地促进公立医院改革发展的有效方法。由于公立医院改革势在必行，而传统的医院财务分析和经济分析已经很难满足内部的管理和决策需要。因此，医院财务分析思路也需要转型升级，完成从传统财务会计到管理会计的切换。而构建医疗机构管理会计报告体系可以更好地支撑医疗行业管理会计的发展，满足公立医院内部精细化管理的需求。

第一节　医疗机构管理会计报告的职能和特点

　　管理会计的职能包括预测、决策、控制和考核评价四个方面。医疗机构管理会计报告的职能也可概括为四方面，即管理决策、经营预测、成本控制和绩效评价。

　　包括医疗机构在内的管理会计报告也遵从其职能设计，主要为单位内部管理和决策提供所需的相关性信息：①用于生产经营决策，如作业成本信息、变动成本信息、机会成本信息等；②用于投资决策的现金流量信息；③用于控制的预算信息；④用于考核控制结果的业绩评价信息等。这些信息构成了企业内部管理报告的核心内容。具体来说，医院管理会计报告包括以下四个特点：

一、提供相对及时和灵活的相关性信息

医院管理会计报告相对传统财务报告来说，可以弥补传统财务报告时效性和灵活性的缺陷。2014年10月发布的《全球管理会计原则》将"提供相关性信息"作为管理会计四大原则之一，即"帮助组织筹划和收集制定战略和执行战术所需要的各类信息"。

由于财务会计报告更偏重财务信息的展现，而医院管理会计报告除了信息的展现，还能够支撑医院内部管理层和决策层进行经济决策。具体来说，体现在以下两点：①时效上相对及时；②形式上相对灵活。同时，医院管理会计在项目设置和展现方式上也拥有更高的自由度——可以不受政府会计制度、医院财务会计制度的严格约束，根据内部管理需要进行编制和调整。

二、服务于医院内部管理和决策

医院管理会计报告和财务会计报告的使用对象具有差异性，前者能够更好地为医院内部管理和决策提供支持。医院管理会计报告服务于医院内部管理和决策，而财务会计报告则服务于政府管理和决策，以及提供与医院外部相关者决策的信息。因此管理会计报告在服务医院内部管理和决策上更具备优势，它可以针对医院内部运营管理各个方面进行实时反馈和分析，以便向医院各级管理人员提供有关战略规划、成本控制或科室运营方面的信息资料，从而更好地为管理和决策服务。

三、面向医院经营管理的未来

医院管理会计报告面向未来，可以更好地指导医院经营管理的发展。医院财务报告的作用主要是反映过去的历史信息，而管理会计报告也没有忽视财务的基本功能，在分析过去财务数据的基础上，更好地利用历史资料来预测前景、参与决策、规划未来、控制和考评医院的一切运营活动。因此，医院管理会计报告面向未来的职能特征，要求管理引导作用具备前瞻性，分析过去是为了更好地控制现在和指导未来。

四、兼顾医院不同层面、不同主体的管理和决策需要

面向职能部门的管理会计报告属于经营层管理会计报告，需要关注不同职能部门对不同管理环节或管理对象的关注情况。因为医院的各个会计主体，如医院层、职能部门层、临床科室层等具有差异性，也产生了不同的管理需要。

而财务会计旨在反映整体的财务状况，无法满足各主体的管理需要。因此，管理会计报告需要以医院内部各层级责任单位为会计主体，根据不同层次的使用者进行针对性不同、详略不同的设计。具体可分为以下三个类型：

（1）战略层或决策层管理会计报告，作为决策依据，面向医院领导层；具有战略性和前瞻性，需要关注医院整体的运行情况，指出存在的运行问题和需要改进的管理环节；

（2）职能部门层管理会计报告，主要面向医务部门，需要根据各职能部门情况，着重关注部门医疗运行情况、医生工作效率、医疗质量反馈等信息；

（3）业务层管理会计报告，面向临床科室层，需要反映各个临床科室的业务运行情况、医生护士工作情况，对科室存在的问题和需要改进的方向予以明确的说明。

第二节　医疗机构管理会计报告的体系与内容

本部分参照财政部发布的企业管理会计报告的分析维度与内容，主要从财务效率、资源效率、患者分析和科室运营四个角度，阐述医疗机构管理会计报告体系的搭建。

一、财务效率报告体系

财务效率报告体系基于财务会计报表和科室成本核算报表的基础信息和数据，反映医疗机构各层级（全院、各类型科室和各临床科室）的财务效率和效益情况。分为以下两类指标：①基础指标，包括医疗业务收入、医疗业务成本、边际贡献、总资产、总负债等指标；②分析指标，包括资产负债率、流动比例、结余率、成本率、边际贡献率等指标。

虽然公立医院属于非营利组织，具备"公益性"的特征，但同时担负实现国有资产的保值增值的责任，因此医院需要具有合理的抗财务风险能力与良好的偿债能力。这些责任与抗风险能力都要求公立医院在保障医疗安全和质量的前提下，优化资产使用效率与创造财务效益。财务效率报告体系通过基础指标与分析指标的使用，可以让各个会计主体更好地了解自己科室的财务效率状况与优化方向。

二、资源效率报告体系

资源效率报告反映医院各类资源的配置和使用效率情况，也反映医疗资源投入和产出的关系。在医疗资源稀缺的情况下，如何提高各类资源的使用效率，加强资产的优化配置和利用是医疗机构首先需要解决的问题。而资源效率报告体系可以分析医院的资源使用情况与效率，进而为资源管理与配置决策提供支持。

广义的资源涵盖人员、场地和设备等内容。而医疗机构的资源效率报告体系也从人力资源效率、房屋资源效率、医疗设备资源效率三个角度进行分析和报告，具体分析指标如下：

（1）人力资源效率分析指标，包括人均医疗业务收入、人均结余、人均检查人次、每医生负担出院人次、每医生手术量、每医生门诊量、每护士负担床日等；

（2）房屋资源效率分析指标，包括单位面积结余、每床边际贡献、人均占用房屋面积、医疗用房占比等；

（3）医疗设备资源效率分析指标，包括医疗设备投资回报率、每万元设备检查人次、每万元设备检查收入等。

三、患者分析报告体系

在未来的医疗改革中，卫生主管部门对降低病人费用提出了明确要求，这就要求医院层和科室层时刻监控患者费用水平和药品比例、卫生材料比例等指标，以便及时发现和解决问题。因此，患者分析报告也需要从患者角度进行分析，具体分析指标如下：①患者费用；②患者来源（本市、外市或本省、外省等），以判断学科或医生专家个人影响力；③患者付费类型（自费、医保、公费医疗等），以针对不同付费类型患者进行不同的费用管理和控制方法优化；④患者就诊类型（纯开药、非纯开药），有助于判断医生的诊疗行为和患者类型结构。

四、科室运营报告体系

科室运营报告体系反映科室的运行效率、收治疾病的难易程度等情况，为临床科室的业务管理和分析提供实时的准确的数据反馈。科室运营报告分析指标应包括床位使用率、平均住院日、周转天数、三/四级手术比例、CMI值、收治病种结构、三/四级手术例数等。

第三节　建立医院管理会计报告的注意事项

一、充分利用财务和非财务信息

充分利用财务与非财务信息，可以更有助于医院管理会计报告为管理决策提供支撑。与传统的财务会计报告不同，管理会计报告由于其职能和应用范围的不同，其传递的信息不仅应包括财务信息也应包括非财务信息，从而以更全面的管理视角，为医院提供更深入的管理决策建议。因此除了财务信息外，医院管理会计报告应注意非财务信息的获取，如床位使用率、平均住院日、CMI值、手术分级等非财务指标和信息。同时管理会计报告还应包括内部和外部信息，尤其是同行平均水平、最佳水平以及竞争对手信息，从而为内部管理提供标杆，为决策提供判断依据。

二、事前预测、事中控制与事后反馈相结合

将事前预测、事中控制和事后反馈结合，可以提高医院管理会计报告对管理者的参考价值。传统的财务会计报告属于事后反映，造成了管理决策一定程度的滞后。而事前预测、事中控制、事后反馈可以改善这种滞后性，具体可通过以下步骤：①医疗机构管理会计报告通过战略规划报告、全面预算报告等部分为单位提供定量和定性的事前预测，起到指导作用；②通过实时的、动态的专项资产或业务分析报告及时发现问题并反馈改正，达到事中动态管理和控制；③通过总体的运营情况分析为医院整体或个别科室提供事后反馈和评价。

三、与信息系统相结合

信息系统的支撑是提高管理会计报告效率和效果的重要保障。由于管理会计报告的形成需要大量的如医院财务会计、成本核算和医疗运行的数据，为了保证管理会计报告的及时准确，获取充足且适当的数据是必不可少的。这就要求管理会计报告与医院 HIS 系统、成本核算系统紧密衔接，要求医院的信息系统能够提供及时、准确的财务和非财务信息。因此，有条件的大型综合性医院应逐步形成财务业务一体化，建成医院资源规划系统（Hospital Resource Planning，简称 HRP），并通过管理会计报表和报告经 HRP 产生的大量财务和非财务数据进行分类整合、分析，从而形成各层管理主体决策的支持信息。

四、提出管理建议是落脚点

提出切实可行的管理建议，可以提高管理会计报告的质量。管理会计报告汇集了大量相关信息，基于这些信息，发现和指出问题是管理会计报告第一阶段的任务。但仅仅停留在提供信息与指出问题的层面是远远不够的，管理会计报告的最终落脚点应该是寻找可改进的管理单元，提出切实可行的有影响力的管理建议，即解决问题。医疗机构管理会计报告应该将如何提高运营效率、控制成本、优化资源配置等问题作为落脚点，针对存在问题的业务流程或临床科室，提出切实可行的解决方案和管理建议。

（撰写人：娄兴汉）

第十六章　新形势下医疗机构的业财融合

近年来，国家战略与医疗卫生行业未来政策都对医院的运营管理提出了更系统性和精细化的要求，如党的十九大发出"实施健康中国战略"的号召，提出建立"优质高效的医疗卫生服务体系，健全现代医院管理制度"；《国务院办公厅关于建立现代医院管理制度的指导意见》（国办发〔2017〕67号）对推动"管理规范化、精细化和科学化"，建立"管理科学、运行高效"的现代医院管理制度提出了明确要求。因此，公立医院为了适应未来医疗行业的发展趋势需要进行运营管理的转型、变革，以及职能的整合和升级。

与此同时，管理会计也进行了优化升级，提出了业财融合的新角度，以更好地辅助管理者进行决策。财政部2016年颁布的《管理会计基本指引》将"融合性原则"作为管理会计的四大基本原则之一，要求"管理会计应嵌入单位相关领域、层次、环节，以业务流程为基础，利用管理会计工具方法，将财务和业务等有机融合"，也就是所谓的"业财融合"。作为医院的财务部门，深入掌握医疗机构的运行情况，深入业务流程实现医疗服务的价值增值，进一步提高医疗机构的社会效益和国际影响力，是推动现阶段医疗机构业财融合的最重要目的。

第一节　医疗机构业财融合的意义

医疗机构业财融合，可以促进医院良性发展。其实质是基于对医院医疗护理技术业务与财务工作的高度融合，找准运营管控的切入点，同时精准寻找医院管理会计的实际应用。因此，业财融合对医院整体、各业务科室以及医院财务部门都有重大意义：

第一，从单位层面来看，①业财融合可以帮助医疗机构建立科学系统的决策支持体系；②业财融合可以让处于医疗改革期的医院提高机构的运行效率，实现资源的优化配置；③业财融合是医疗机构精益管理的表现形式，是实现医改的战略导向。

第二，从业务科室层面来看，业财融合可以让诊疗业务与财务管理发挥协同作用，如开展临床诊疗业务的同时记录实时的运行数据和指标信息，形成管理会计的数据来源。同时诊疗业务可以借助财务管理工具实现流程优化、效率提高，符合业务科室的发展需要和未来导向。

第三，从财务部门角度来看，在人工智能的冲击下，财务的核算职能逐渐被替代，业财融合是财务人员和财务工作转型的重要途径，也是财务部门实现价值创造的有效手段。总体来说，业财融合是建立现代医院管理制度的必经之路，也是最终达到社会效益最大化目标的有效路径。

第二节　大型公立医院推进业财融合的问题和困境

一、组织架构的限制

现阶段，我国医院的组织架构制约了业财融合的进程。目前，我国医院特别是大型公立医院，它们的组织结构多数采用在科层制基础上衍化形成的产品式矩阵型结构。而产品式矩阵型结构具有以下特点：①高度的专业化，劳动分工细致；②标准化、规范化程度高，决策权相对集中；③部门边界较明确等。

相应也带来以下问题：①部门资源配置与组织整体目标的实现存在偏差。由于各个职能部门存在专业性与管理范围的差异，使得这些职能部门往往从部门利益和部门职能出发来实施资源的管理和配置，而不是从组织的目标出发。②部门之间缺乏协同性，部门目标和组织目标、个人目标存在不同程度的偏离，组织层面效率低。由于部门之间存在明确界限，导致各个部门形成一个个孤岛（流程孤岛、信息孤岛和管理孤岛）。

总而言之，大型公立医院的组织架构很大程度上成为实现业财融合的最大限制因素。

二、员工理念和组织文化的限制

医疗机构的组织文化对组织价值创造的目标缺乏有效支持，也制约了大型公立医院推进业财融合进程的步伐，具体原因如下：

（1）现阶段多数大型公立医院的管理和发展模式比较粗放，只关注做大，忽略了做强做精；

（2）精细化价值管理、信息共享等理念以及状态还没有形成，导致业务流程不清晰、职责权限不明确、业务成果不透明不共享；

（3）医疗机构的组织文化还未赋予管理部门足够的权力，导致管理部门对于决策行为起到的更多是辅助、协调和参谋的作用；

（4）医疗机构具备高度专业化的特质，也拥有诸多高级知识分子，在结构体制上也划分了医疗、护理、财务、人事等多个职能部门，但主要权力却赋予产品部门——临床科室。相对于各职能部门而言，各个临床科室主任拥有着主导甚至支配性的权力。

三、财务人员知识结构和能力的限制

财务人员的知识结构和能力的限制也影响了大型公立医院实现业财融合的目标和效果：

（1）从财务人员知识结构分析，财务人员在医疗领域缺乏专业性，导致财务部门对医疗业务的调研、访谈、资料的收集以及分析结论和管理建议，都较难取得医疗专家的认同。因此，这也导致财务部门深入医疗业务流程较难得到临床科室的配合和接纳，从而增加了业财融合的推行难度。

（2）从财务人员能力层面分析，具有财务背景的人员拥有严谨细致的性格特征，擅长纵向思维，能够熟练地进行财务数据处理与核算工作。虽然目前医疗机构财务人员均具有财务会计相关专业背景与能力，能够满足医院财务会计核算处理的需求。但是这些财务人员的思维特性也造成了他们习惯独立处理工作，埋头于财务报表和数据，较少关注数据背后的业务实质。因此这也造成了财务人员对医疗业务缺乏了解，与各个临床科室间缺少沟通和协调，至于深入临床科室的现场调研则更是罕见，上述种种均限制了财务人员沟通协调能力和业务管理能力的培养与提升。

总体而言，由于知识结构与能力的限制，财务人员形成的分析和报告以及决策方案、管理制度，常常被临床部门指责为"闭门造车"，脱离临床实际业务活动。因此，财务部门提出的管理建议也较难被医院领导层和业务部门接受和采纳。

第三节　推行公立医院业财融合的路径

一、全员认知的转变和组织文化重塑

达成组织文化和全员认知一致有助于实现组织预期目标。业财融合是一项"一把手"工程，院领导层的认同和业务部门的配合是实现业财融合的必要条件。具体可通过以下步骤实现：

（1）从组织文化层次来说，需要从医院层面建立价值创造的组织文化，给业财融合的推进塑造一个良好的内部环境；

（2）从财务部门层次来说，需要转变财务部门的职能定位，将财务部门逐步转向作为决策支持部门而非单纯的核算记账部门，同时提高财务部门对战略决策和业务活动的参与度；

（3）从全员认知及观念层次来说，要实现全院各层级各部门人员认知和观念的转变，需要保持财务部门与领导层、业务层的充分有效沟通，同时也需要财务部门持续不断的向上管理和横向渗透。

二、寻找切实可行的工作切入点

全员认知的转变和组织文化的重塑不是一蹴而就的，业财融合的推行需要顺势而为，寻找切实可行的工作切入点，如国家政策要求或改善医疗机构现存的管理问题。具体工作切入点寻找方法示例如下：

（1）顺势履行国家政策要求，即借助国家财经政策、医改政策的要求推进，具备了天时地利再推广。例如财政部发文要求事业单位在 2016 年底前完成内部控制的建立与实施工作（财会〔2015〕24 号），医疗机构财务部门借此契机梳理了医院现有内部控制基础的不足之处和薄弱环节，有针对性地建立了健全内部控制体系—设计医院业务流程的方方面面，正式推进业财融合。

（2）改善医疗机构现存的管理问题，可以从管理薄弱和矛盾特别突出的环节入手，实施推行，不断深化。例如从医疗机构问题较多的资产管理入手，帮助资产主管部门进行数据分析、业务流程梳理等。

同时医院经济分析和论证也是业财融合的最好切入点，后文会就业财融合在医院的实践探索案例进行分享。

三、搭建一体化的管理信息系统平台

全面、完整、及时的信息是业财融合的基础，而业财融合的实现要求医院搭建业务财务一体化的管理信息系统平台。一体化的管理信息系统平台指的是将医疗业务系统、库房系统、收费系统、后勤管理系统、账务系统、成本核算系统等进行整合，实现数据的实时共享和整合传输。目前国内部分医院已引入HRP，即融合现代化管理理念和流程，整合医院已有信息资源创建的一套支持医院整体运营管理的统一高效、互联互通、信息共享的系统化医院资源管理平台。

当然，搭建管理信息系统平台需要财务人员深度参与和实时跟进，从财务管理整体特点出发，通过建立财务与其他管理职能之间的关系，将财务工作与其他业务活动相融合，进而形成信息资源共享平台，以便满足财务业务一体化的管理思路。

四、财务部门和财务人员的角色转型和升级

财务部门和财务人员的角色转型和升级可以推进业财融合的实现与医院管理的优化。在当下人工智能、网络科技迅猛发展的大背景下，我们可以清晰地看到会计职业发展面临转型的未来——财务会计越来越自动化、智能化，基本的财务记账核算职能最终必然会被人工智能替代。正所谓"有为才有位"，作为财务部门，要有推进业财融合的主动性和紧迫性。同时，财务部门还要努力成为业务部门的合作伙伴：①在服务部门的基础上，增加决策支撑部门的角色；②在原有的核算和监督功能的基础上，增加事前预测和反馈功能，扮演策略咨询专家的角色。即需要从价值角度对前端临床业务进行事前预测，计算业务活动的绩效，并把这些重要的信息及时反馈给临床医务人员，从而为其行动提供参考。

从医疗机构的财务人员来讲，要实现财务部门及人员角色转型升级需要通过以下两种手段：①不断提高沟通协调能力和战略管理能力；②不断丰富对医疗业务知识的了解和掌握，深入了解临床业务活动和流程。努力丰富自己的知识结构与能力体系，致力于成为"善沟通，多技能，会管理，有远见，敢担当"的复合型管理人员。

总而言之，医疗机构业财融合的最终目标是实现医院战略管理层的整体布局。同时，推进业财融合的进程也需要医院做出对现阶段组织文化的彻底变革。业财融合的实现路径上，需要财务人员完成从业务素质到综合素养的优化升级，从财务会计到管理会计的人员转型。此外，还需要财务部门坚持不懈地实行向上管理和横向沟通。随着财务部门与业务部门有效沟通与融合程度的加深，财务部门对医院战略规划和科室管理决策的影响力将会逐步提高，业财融合在不远的将来必将成为"健康中国"区域医疗中心的战略选择。

（撰写人：娄兴汉）

第十七章　医院业财融合实践
——医疗活动工作量分析

近几年来，为了应对医疗卫生环境的实时变化，医院也承担着越来越重的经营压力，而医院管理者也越来越关注医院的服务效率和经营效益。因此，为了使医院能够在保证医疗质量的前提下实现持续发展，公立医院不能盲目追求规模扩张与工作量的持续增长。

医务人员工作量的分析与考评，是医院综合绩效考评体系的重要组成部分，也是推动医院业务量发展的关键，因为经济活动与医疗活动息息相关，医务人员是创造价值的主体。而医务人员是医院员工构成的主体，同时也是开展医疗活动的重要组成部分。

因此，翔实、细致、科学的医疗活动工作量分析既是医院制定合理工作量发展目标的基础，也关系到医院持续运营的健康性和可持续性。同时，关于医疗活动的工作量分析也构成了经济分析的一个重要范畴和领域。本章主要基于前期对医务人员工作量部分的分析实践，归纳总结医疗活动工作量的分析方法和注意事项。

第一节　医疗活动的复杂性决定了其工作量分析的复杂性

医疗活动的复杂性造就了多样化的医疗团队与医护流程，为开展工作量分析增加了难度。众所周知，医疗活动由多个环节组成，包括接诊、问诊、检查、诊疗治疗等。各个环节相辅相成，同时在彼此的联系上也有相当高的紧密程度。具体来说，可分为以下三个层次：

一、从医疗活动的提供方与接收方供需关系分析

医院是一个要求具有高度合作性的组织，它通过汇集不同医学领域的专家团队来为每一位患者提供专业化的医护服务，而患者也对医院有着理想要求。患者期望医院如同一家大型商店，医护服务像商店中的商品一样琳琅满目，应有尽有。根据患者情况的不同设置不同的部门，并且这些部门都拥有各门类医

术精良的专家，他们合力为顾客提供专业化的服务。而这些部门的专家成员也具有差异性与丰富度，如外科医生、手术室护士、技术人员、受过专业训练的病房护士、营养学专家、理疗专家等都有可能加入这个提供专业化服务的团队。因此，为患者提供服务的是整个"组织"，有些患者甚至可能在同一科室的多个医生处就诊。

二、从提供医疗服务的主体分析

可分为医疗业务科室及医务人员个人两个层面。科室层面上，根据医疗学科、专业的不同，可划分为相应的业务科室，如内科、外科、妇产科、儿科等。这些科室同时为住院病人、门诊病人提供诊断治疗服务，应综合、完整统计反映服务住院病人、门诊病人的工作量情况。医务人员个人层面上，以临床科室为例，人员主要由医生、护士构成，应分析医生、护士的工作内容，具体细分到岗位、个人，然后依托医院的信息系统，统计反映个人的工作量情况。同时，因医疗是一项团队合作的工作，在个人工作量分析、统计的基础上，结合工作内容划分为不同的医疗团队、护理单元，以医疗团队为单位统计、分析工作量情况。

三、从医疗业务流程层面分析

可相应地将医疗活动工作量分析划分成门诊业务、住院业务、医技（检查/治疗）业务、手术麻醉业务四大类。

因此，如何相对科学、合理地分析这个团队中各医护人员提供服务的工作量是一项复杂的系统工程。在这个分析流程中：①需要对医务人员提供服务流程作业自身的分析；②需要形成对同一位患者共同提供医疗服务时的医务人员总体工作量的评价；③需要考虑采集提供服务时的详细数据的方法。这无疑也对财经专业人员——非医疗专业人员，提出了更高的要求。

下文我们主要从医疗业务科室和医务人员个人两个层面，阐述工作量分析的主要指标和方法。

第二节　医疗业务科室的工作量分析

从医疗业务科室的角度进行工作量分析，主要想达到两个目的：一方面对各科室工作量的"闲忙"情况进行分析和评价，可以科学、合理地为各科室制定工作量目标奠定数据基础；另一方面，通过工作量分析，还可以从中看出医院资源配置结构（包括人员、床位等）是否合理，是否存在值得优化的空间。

一、主要分析思路

由于医技部门提供的检查治疗服务相对独立，且易于统计分析，因此本章主要从临床部门角度出发，分析其工作量。临床部门将主要业务分为三个类别——门诊、病房及手术。若按以上类别以工作时间为基础进行衡量，则分别是出诊时间、病房诊疗病人时间和手术时间。

主要分析方法是，通过计算医务人员核定门诊、病房工作量，将计算数据与实际工作量进行对比，最终反映科室工作量情况，用于不同业务性质科室之间横向比较。

二、门诊业务工作量分析

门诊的工作任务主要是接诊门诊患者，而衡量门诊工作量的繁杂程度的指标也主要是接诊人次、接诊时间。由于不同医疗专业有各自的特点，接诊患者病情轻重有所不同，也就造成了不同专科接诊同一个患者或同一个专科接诊不同的患者需要耗费时间的差异性的情况。因此，在分析科室门诊工作量时，应充分考虑上述因素。这里的门诊业务工作量分析指标分为基本分析指标与参考分析指标。

1. 基本分析指标

（1）人均实际每小时门诊接诊量（按科室管辖医生核算）。

计算公式：

人均实际每小时门诊接诊量 = 实际门诊量 ÷ 门诊出诊总工时

指标作用：反映科室管辖医生单位时间的接诊、诊疗患者的人数。

（2）核定每小时门诊接诊量。

它是指在医院正常运行的情况下，各专科医生每小时合理的可接诊患者人数。这个指标需要由医院组织医疗方面的专家集体核定，并根据实际情况定期调整，作为医生门诊工作量分析的重要参考标杆指标。

（3）门诊工作量完成率。

计算公式：

门诊工作量完成率 = 人均实际每小时门诊接诊量 ÷ 核定每小时门诊接诊量 × 100%

指标作用：可将工作性质不同的专科医生之间的工作量进行横向对比分析。

2. 参考分析指标

由于上述工作量基本分析指标中存在一个人为核定的指标——核定每小时门诊接诊量，为了避免单纯的工作指标带来的负面影响——科室仅追逐工作量，忽略其他因素，因此，在上述工作量基本分析指标的基础上，还需要增加一些参考分析指标。

（1）门诊药品比例。

计算公式：

门诊药品比例 = 门诊药品收入 ÷ 门诊总收入 × 100%

指标作用：可据此清晰地看出医生出诊的药品占总收入比，即分析门诊总收入是否以开药为主。这也是从公立医院的公益性出发考虑设置的参考分析指标，符合政府对公立医院的政策导向。在计算分析此指标时，需注意比较对象的选择问题。只有对同类业务性质的医生，其门诊药品比例才具可比性，不可一刀切地制定门诊药品比例参考指标水平。

（2）初诊、复诊患者比例。

计算公式：

初诊患者比例 = 初诊患者人次 ÷ 门诊患者总人次 × 100%

复诊患者比例 = 复诊患者人次 ÷ 门诊患者总人次 × 100%

初诊患者，即第一次被医院医生接触的患者。由于缺乏信息的了解，医生需要深入了解患者病史、病征等信息，问诊时间较长。而复诊患者，由于前期已经诊治过，医生对复诊患者信息比较了解，问诊时间相对较短。

此外，初诊、复诊患者的就诊比例是影响科室门诊工作量的一个关键因素。如果某科室初诊患者人数增加，则必然会对"人均实际每小时门诊接诊量"指标产生影响。因此，当初诊患者人数增加，导致"人均实际每小时门诊接诊量"指标下降时，不能草率地就下"该科室门诊工作量下降"的结论，还要验证该指标是否存在初诊患者与复诊患者就诊比例变动的影响因素。

更进一步说，初诊患者比例的提高，恰恰反映了该专业、该学科的影响力在逐步扩大。因此，从学科发展的角度看，初诊患者比例这一参考指标是尤为重要的。

三、病房业务工作量分析

在病房提供服务的有医生和护士两个群体。医生提供医疗服务，护士提供护理服务，因此，在分析科室病房工作量情况时需区别分析。

1. 医疗类工作量分析

（1）主要分析指标。

①实际人均收治人次：

计算公式：

实际人均收治人次 = 收治人次 ÷ 病房医生人数

指标作用：反映科室医生实际人均收治患者人数。

②核定人均收治人次：

计算公式：

核定人均收治人次 = 定编床位 × 当月实际天数 ÷ 核定住院天数 ÷ 按医生人床比计算的医生人数 × 医院平均床位使用率

指标作用：反映科室在按定编床位配备床位、按医生人床比配备医生的情况下，其床位使用率达到医院平均床位使用率时，医生人均应收治患者的数量。

③病房工作量完成率：

计算公式：

病房工作量完成率 = 实际人均收治人次 ÷ 核定人均收治人次 × 医疗工作强度系数

指标作用：反映的是科室病房医疗工作量完成程度，可用于不同业务类型的科室之间横向对比。

（2）分析指标的计算基础。

上述主要分析指标的计算，涉及"医疗工作强度系数"这一基础指标。"医疗工作强度系数"指标，主要是用来衡量科室与科室之间业务强度的差异。这一指标可以体现病人出入院期间、术前术后工作强度较平时工作强度的差异情况。该系数越高，代表因周转加快、手术量增加带来的医疗工作劳动强度越大。在实务操作中，这项指标的确定可以采用以下两种方式：

①成立专项工作小组，组织专题会议讨论确定。

这种方式的指标确定需要医院管理层组织成立具有权威性的专项工作小组落实。这种方式对工作量基础数据的细度、深度要求不高，主观性较强。

②通过结合医疗流程、建立分析模型计算确定。

计算公式：

医疗工作强度系数 = 计算核定周转系数 ÷ 同类科室平均计算周转系数

这种方式相对比较科学、客观，但需要大量的基础信息作支撑，且在建立分析模型过程中需要与医疗部门紧密结合。否则，一旦缺乏数据的支持，即使模型框架具备科学性，也无法得出科学、合理的分析结果。

例如，在结合 A 医院医疗流程数据分析后，发现临床科室收治住院患者的医疗信息基本情况如下：

①平均为入院后 2 天，出院前 1 天，科室普遍反映此三天的工作强度为平时的 2 倍；

②若为手术患者，其术前工作强度是平时工作的 2 倍，术后工作是平时工作的 3 倍；术前、术后时间根据各科手术执行时间（门诊小手术除外）长短确定，具体见表 17－1：

表 17－1　住院患者资源消耗时间

平均每例手术执行时间	术前天数	术后天数
1.5 小时以下	0.5	0.5
1.5～2 小时	1	1.5
2 小时以上	1	3

同类业务性质的医疗业务科室，其医生核定人床比应一致。因此，根据医疗业务科室的计算核定周转系数与同系列科室平均水平比，得出科室的医疗工作强度系数。具体见表 17－2（B 科室）：

表 17－2　核定周转系数计算表

项目	核定住院天数 (1)	其中					计算核定周转系数 (A2×B2 + A3×B3 + A4×B4 + A5×B5 + A6×B6) ÷B1
		入院 (2)	出院 (3)	术前 (4)	术后 (5)	其他 (6)	
工作强度（A）		2.0	2.0	2.0	3.0	1.0	1.86
科室住院天数（B）	8.1	2.0	1.0	1.0	1.5	2.6	

按上述例子，假设同类科室平均计算周转系数为 1.69，则 B 科室的医疗工作强度系数为：1.86÷1.69≈1.1。

2. 护理类工作量分析

（1）主要分析指标。

①实际人均负担床日：

计算公式：

实际人均负担床日 = 实际占用床日 ÷ 科室护士人数

指标作用：反映科室实际护士人均护理的床日数量。

②核定人均负担床日：

计算公式：

核定人均负担床日 = 定编床位 × 当月实际天数 ÷ 按护士定编人床比计算的护士人数 × 医院平均床位使用率

指标作用：反映科室在按定编床位配备床位、按护士人床比配备护士的情况下，其床位使用率达到医院平均床位使用率时，护士人均应护理的床日数量。

③工作量完成率：

计算公式：

工作量完成率 = 实际人均负担床日 ÷ 核定人均负担床日 × 护理周转系数

指标作用：反映科室病房护理工作量完成程度，可用于不同业务类型的科室之间横向对比。

（2）分析指标的计算基础。

与医疗工作相类似的是，上述主要分析指标的计算，涉及"护理周转系数"这一基础指标。其在实务操作中，也可采用上述"医疗工作强度系数"的两种方式确定。

第一种方式相同，不再赘述。在第二种方式中，其计算公式为：

护理周转系数 = 计算实际周转系数 ÷ 计算核定周转系数

例如，在结合 A 医院医疗流程数据分析后，发现临床科室收治住院患者的护理信息基本情况如下：

①平均为入院后 2 天，出院前 1 天，科室普遍反映此三天的工作强度为平时的 2 倍；

②若为手术患者，其术前工作强度是平时工作的 2 倍，术后工作是平时工作的 3 倍；术前、术后时间根据各科手术执行时间（门诊小手术除外）长短确定。具体见表 17 - 3：

表 17 - 3　住院患者资源消耗时间

平均每例手术执行时间	术前天数	术后天数
1.5 小时以下	0.5	0.5
1.5 ~ 2 小时	1	1.5
2 小时以上	1	3

③因各科室的护士人床比可按护理部定编数据，为此在计算科室护理周转系数时不再进行横向对比，而是用自身实际住院天数与核定住院天数相比，目的是体现压缩住院天数后，出现病人周转速度加快，护理工作强度加大的状况。具体见表17-4和表17-5（B科室）：

表17-4　核定周转系数计算表

项目	核定住院天数 (1)	其中					计算核定周转系数 (A2×B2 + A3×B3 + A4×B4 + A5×B5 + A6×B6) ÷B1
		入院 (2)	出院 (3)	术前 (4)	术后 (5)	其他 (6)	
工作强度（A）		2.0	2.0	2.0	3.0	1.0	1.86
科室住院天数（B）	8.1	2.0	1.0	1.0	1.5	2.6	

表17-5　实际周转系数计算表

项目	实际住院天数 (1)	其中					计算实际周转系数 (A2×B2 + A3×B3 + A4×B4 + A5×B5 + A6×B6) ÷B1
		入院 (2)	出院 (3)	术前 (4)	术后 (5)	其他 (6)	
工作强度（A）		2.0	2.0	2.0	3.0	1.0	1.99
科室住院天数（B）	7.1	2.0	1.0	1.0	1.5	1.6	

按上述例子，B科室的护理周转系数为：1.99÷1.86≈1.07。

四、手术业务工作量分析

手术业务，是手术类科室特有的业务，主要由临床科室医生在手术室开展完成。因此，手术量也是手术类科室工作量的重要组成部分之一。手术业务工作量分析指标分为基本分析指标与辅助分析指标。

1. 基本分析指标

（1）实际手术量＝科室实际开展的手术例数

（2）平均每例手术执行时间＝科室手术执行总时间÷科室实际手术量

（3）平均每例手术总收入＝科室手术总收入÷科室实际手术量

（4）平均每例手术项目收入＝科室手术项目总收入÷科室实际手术量

（5）平均每例手术材料收入＝科室手术材料总收入÷科室实际手术量

（6）平均每例手术直接成本＝科室手术直接成本总额÷科室实际手术量

其中，直接成本总额，包括可直接计算的患者手术过程中消耗的材料、药品成本。

（7）平均每例手术边际贡献＝平均每例手术总收入－平均每例手术直接成本

2. 辅助分析指标

手术业务的分析涉及不同业务性质科室之间的横向对比。为了实现工作量分析的科学性，除了计算基本分析指标外，还需进一步计算辅助分析指标。

（1）折算手术量：按照一定折算系数计算的科室手术例数。折算系数可选择平均每例手术执行时间、平均每例手术项目收入等。

①计算公式：

折算手术量＝科室实际手术量×折算系数

其中，折算系数＝科室平均每例手术执行时间÷同类手术类科室平均每例手术执行时间

或：折算系数＝科室平均每例手术项目收入÷同类手术类科室平均每例手术项目收入

②指标作用：进行不同类型科室手术量的高低的横向对比。

（2）医生人均折算手术量。

①计算公式：

医生人均折算手术量＝科室折算手术量÷科室参与手术医生人数

特别注意：使用指标计算时，需仔细核实"科室参与手术医生人数"的数据，不能直接套用科室医生人数。因为科室中的某些医生可能并未实施手术。在部分手术类科室中，也可能存在需要内科治疗的患者，其科室收治患者并非全部需要进行手术。因此在实际操作中，存在科室的全部医生并非均参与开展手术的状况。

②指标作用：横向对比不同类型科室医生人均手术量的高低。

（3）手术项目收入占比。

①计算公式：

手术项目收入占比＝科室手术项目收入÷科室手术总收入×100%

②指标作用：实际上反映了科室手术收入的含金量，因为手术项目收入主要对应医生手术劳务的付出。

（4）手术材料收入占比。

①计算公式：

手术材料收入占比＝科室手术材料收入÷科室手术总收入×100%

②指标作用：分析科室收入是否主要由材料构成。

手术材料收入需要用来弥补对应的手术中耗用的材料成本。在目前医疗服务收费政策下，材料也是政策严格控制的对象之一，因此材料的毛利空间日趋下降。

（5）手术直接成本率。

①计算公式：

手术直接成本率＝科室手术直接成本（药品、材料）÷科室手术总收入×100%

②指标作用：反映科室手术业务消耗的直接成本水平，用于科室之间的横向对比。

（6）手术边际贡献率。

①计算公式：

手术边际贡献率＝科室手术边际贡献÷科室手术总收入×100%

②指标作用：反映科室手术业务边际贡献的水平，用于科室之间的横向对比。

第三节　医疗组/医生个人的工作量分析——案例：手术量分析

有研究成果发现，医院的医疗质量与医务人员工作强度大小有着非常紧密的关系：①当处于工作强度适度水平右侧时，医院的工作强度与其医疗质量水平基本成反比关系，即强度越大，医疗质量水平越低；②当工作强度处于一个适度水平时，医院的医疗质量水平相对最高；③当工作强度处于适度水平左侧时，医院的工作强度与其医疗质量水平基本成正比关系，即强度越大，医疗质量水平越高；④而当工作强度达到一定程度时，即使再增加工作强度，医疗质量水平也不会提高，反而增加工作强度，可能引致医疗质量水平降低。因此，保持医务人员工作强度的适度水平，是提高医院整体医疗质量的关键。

总之，要衡量医务人员的工作强度大小，首先需要进行医务人员工作量的分析。本部分主要从医生个人手术量分析切入，探索医疗组及医生个人的工作量分析模式。

一、分析范围、基础数据

医生个人手术量分析范畴包括医院全院参与手术的医生的个人手术量。医生个人手术量分析需要涉及大量的数据统计和分析，现阶段一般通过医院 HIS 系统记录数据。基础信息主要包括：

1. 参与手术医生信息

其中包括主刀医生、第一助手医生的姓名及职称等。

2. 手术医生开展手术信息

（1）手术实际例数、折算例数；

（2）主手术项目名称、次手术项目名称；

（3）手术总收入，其中包括手术项目收入、手术材料收入、手术药品收入、手术其他收入；

（4）手术直接成本，其中包括手术可独立收费材料成本、手术不可独立收费材料成本、手术可独立收费药品成本、手术不可独立收费药品成本；

（5）手术时间：手术准备时间、手术执行时间。

二、编制医生个人手术量分析报表

以肝胆外科医生个人手术量分析报表为例，具体见表 17 – 6：

表 17 – 6　医生个人手术量分析表

医生姓名	职称	甲手术室									第一助手	
		主刀										
		实际例数（例）	折算例数（例）	平均每例手术指标						折算工作日（天）	原始例数（例）	折算工作日（天）
				术费（元）	材料收入（元）	直接成本（元）	毛利（元）	时间（小时）				
医生 A	正高	316	350	1 657	3 453	3 426	2 775	1.9	100	7	3
医生 B	正高	299	462	2 493	2 539	2 538	3 884	2.6	126	12	5
医生 C	正高	205	233	2 114	1 240	1 265	3 204	1.9	66	60	29
医生 D	副高	179	268	2 111	2 085	2 087	3 517	2.5	74	46	25
医生 E	副高	146	219	2 072	2 634	2 684	3 588	2.6	60	58	28
医生 F	副高	94	165	1 925	1 366	2 032	3 091	3.0	45	11	7
医生 G	副高	60	82	1 835	1 060	1 129	2 761	2.3	23	65	28

（续上表）

医生姓名	职称	甲手术室									
		主刀								第一助手	
		实际例数（例）	折算例数（例）	平均每例手术指标					折算工作日（天）	原始例数（例）	折算工作日（天）
				术费（元）	材料收入（元）	直接成本（元）	毛利（元）	时间（小时）			
医生 H	副高	44	55	2 210	1 545	1 548	3 390	2.1	16	5	3
医生 I	中级	47	56	1 167	1 128	1 147	1 460	2.0	16	23	8
医生 J	中级	8	10	1 363	694	748	2 155	2.2	3	168	71
医生 K	中级	4	2	715	0	73	650	0.8	1	180	63

从上述报表的分析指标可以发现：

（1）副高以上职称医生是院本部手术室手术业务开展的主力军；中级职称医生，主要是作为第一助手参与手术业务；

（2）从每例术费看，基本体现"职称越高的医生群体，开展手术含金量越高"的特征；

（3）值得深入分析的是，同一专科的医生，由于其开展的手术业务类型不同，也导致了其平均每例手术执行时间不尽相同。

三、案例：统计方法在医生个人手术量分析中的应用——反映各科室内医生完成手术量的差异程度

若从各科室内部医生手术开展情况来看，医生之间手术量的均衡程度不尽相同。对于各科室医生开展手术情况的差异，以及科室内部医生手术量之间的均衡程度，需要通过"科室医生完成手术量差异度（极大值/中值）"指标来分析反映。

以血管甲状腺腹壁疝外科和胸外科的数据对比为例，见表 17 - 7：

表 17 - 7　医生完成手术量差异度

科室	N	均值	极大值	极小值	中值	极大值/中值
血管甲状腺腹壁疝外科	11	171	322	2	242	1.33
胸外科	8	128	699	3	50	13.93

注：N 为样本量（即科室参与手术医生人数）；均值指该科室医生开展手术折算例数的平均

数；极大值指该科室医生开展手术折算例数的最高水平；极小值指该科室医生开展手术折算例数的最低水平；中值指该科室医生开展手术折算例数的中位数。

从表17-7分析指标看，血管甲状腺腹壁疝外科的医生手术量要比胸外科均衡，选取两个科室的数据绘图，结果见下图：

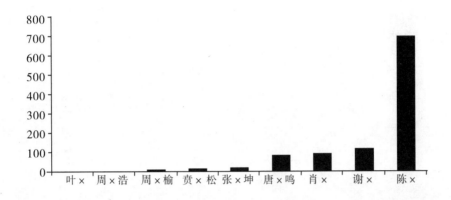

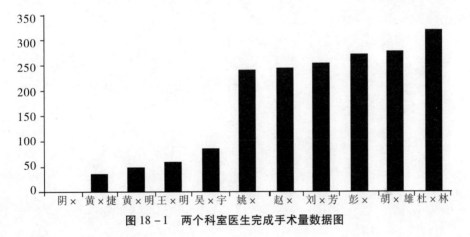

图18-1 两个科室医生完成手术量数据图

第四节 医疗活动工作量分析的定位

外界对医疗服务提供者的要求极高，给予医疗服务提供者极大的身心压力。从患者角度分析，患者希望医疗服务提供者无所不知、从不犯错，而且最好能创造医学奇迹，因医疗服务提供者的一个微小的差错都可能给患者病情带来致命的后果。

进行医疗活动的工作量分析，是为了让医院管理层、医疗业务管理者避免片面追求工作量上升的情况，从而看出目前各个科室的工作量真实水平与结构，继而更好地进行管理规划。因此，作为医院财务管理人员，需清晰地认识到这点，不能仅从数据层面下结论，更重要的是要通过数据进行分析，与医疗业务科室建立更多联系，共同探讨如何合理、科学地提升业务量。

（撰写人：李丹）

第十八章　医院业财融合实践
——医疗设备购置、使用经济论证

　　各级医院购置各种大型医疗设备，能增强医院综合实力、提高医疗服务质量，同时也是在日趋激烈的竞争中求得发展的必经之路。高科技在卫生领域的广泛应用，以及人们对医疗服务需求的日益增强，导致医疗设备的使用已愈来愈成为当今医院生存与发展所必不可少的手段。因此，对医院来说，加强大型设备购置前的科学论证——是否合理利用有限资金以换取最大的社会、经济和技术效益，就显得尤为重要。本章主要围绕设备购置前论证、使用情况追踪，分析其可能取得的经济效益和技术效益。

　　医院发展的关键是医疗实践和临床教学能否产生大量的社会与经济效益，而医疗设备的有效管理能够对医疗实践和临床教学的成果产生举足轻重的影响。因为医疗设备极大地提高了医院的诊断、治疗、教学和科研技术水平，直接影响医疗技术水平和对疾病的预防、诊断与治疗效果。此外，医院设备的投入可以增加医院直接收入与社会效益，也带动医院整体形象的提升。因此，医疗设备投入与医院业务发展、经济效益成正相关关系，医疗设备的宏观管理对医院发展存在重大影响。

第一节　系统管理——购置前论证、使用情况追踪分析

　　部分医务工作者只重视疾病的诊疗，不重视医疗设备的有效利用，从而造成资源浪费，如只是单一使用设备的某一功能，未充分利用设备的多种功能，降低了设备的利用率，使得医疗设备没有物尽其用。因此，在医院的医疗设备的系统管理中，不仅需要合理地购置医疗设备，还需要关注所购医疗设备的利用率。

　　具体来说，系统管理环节包括以下几点：①临床/技诊科室提出需求；②设备科进行论证；③医疗设备的效益预测与分析，效益分析可从收费标准、预计年最低使用人次、每例配套的卫生材料费、试剂费等角度进行；④设备专家委员会评估；⑤医院决策管理层决策；⑥对投资风险的承诺（科室负责人确认在

没有不可抗拒的因素下，详述投入产出，如不能按计划完成，愿意接受批评并承担相关责任）。

论证的步骤如下：

第一步，深入一线科室，了解科室的现状。

第二步，对设备进行市场需求的调查。因为每家医疗机构的卫生发展资源都是有限的，如果设备购回后才发现医疗设备存在使用需求不足的问题，将导致设备利用率低下和卫生资源的浪费。

第三步，开展医疗设备的效益预测与分析。对将要购置的医疗设备进行效益预测与分析，是设备购置可行性论证中最为关键的一环。因为设备效益分析可以综合考评该设备将带来的投资回报率和可创造的医疗价值。设备效益分为社会效益和经济效益。前者旨在分析非营利性医院应承担的社会责任履行情况，即所购置的新设备能否为广大患者提供良好的服务。而后者旨在判断医院能否实现持续性发展，即设备投入使用后的经济收益如何，能否按期收回投资。因此，对于医疗设备的效益分析，应同时进行两个层次的深入研究与通盘考虑，才能科学地为医院领导提供决策依据。

第二节　系统管理的目的及作用

系统管理的作用是让大型医用设备的配置、引进、购置与使用走上良性循环，最大限度地发挥其社会效益和经济效益。

系统管理的目的可分为以下几点：①了解、熟悉医院医疗仪器设备的状况；②开发、挖掘医疗仪器设备的使用潜力；③总结设备引进购置的成功经验与失败教训；④树立成本核算、经济效益观念；⑤克服只讲创收不计成本的错误认识；⑥克服以往凭印象、经验、定性的表层管理。

现阶段，医疗系统内仍存在不利于系统管理推进的因素。近年来，各级医院为了提高竞争力及自身的发展，纷纷引进各类医疗设备，一些医院为了突出特色，强调发展新技术、开展新业务，更是不惜重金引进昂贵的大型医疗设备。虽然国家各级卫生部门对引进医疗设备已有若干政策规定，但一些医院还是在引进大型设备的过程中出现决策失误。究其原因，主要有两点：

（1）管理者不按有关程序办事，对于医疗设备的引进方案往往是先决策后论证，甚至不论证，这就造成了引进方案和决策过程由少数人凭主观意志与经验"拍板"决定。同时，由于引进方案缺乏细致的调查研究、全面的技术论证和可靠的经济评估，降低了资源的使用效率。

（2）决策者视野狭窄，缺乏必要的管理知识和经验。因此，为了用好每一笔卫生发展经费，使医院能以合理的价格采购适合本院使用的设备，并确保这些设备购回后能物尽其用，收到最好的经济效益和社会效益，各级医院需要严格保障医疗设备购置前论证程序的良好执行。

一、经济论证的数据来源、取数方法——"巧妇难为无米之炊"

在实际工作中，关于设备购置的未来收益的评估是相当复杂的。无论使用多么先进的评价手段，都难以完全规避风险。因此，医院的设备购置一定要以科学的数据、翔实的分析为依据，避免盲目决策、盲目购置的行为，以求最大限度地发挥资金的能动作用。同时也可以最大限度地提高社会效益和经济效益，促进医院整体和谐的发展。

购置前论证：设备的投资决策与使用，以及发挥综合效益的过程是一个较为复杂的体系。因为随着设备运营整个过程的推进，成本与效益也随之产生。以下将运用财务分析的方法，进行项目的预测分析，力求全面评价其技术经济的合理性，希望可以用最少的投资换取最佳经济效益。

二、医疗设备使用情况经济分析模型——投资回收情况分析

1. 回收期法

回收期是指投资带来的现金流入累计达到与投资额相等数额所需要花费的时间。投资回收期可根据财务现金流量表中累计现金净流量计算求得。计算公式为：

回收期＝投资总额÷平均每年现金净流量

计算出的投资回收期应与行业或部门的基准投资回收期进行比较。若小于或等于行业或部门的基准投资回收期，则认为项目是可以考虑接受的，否则认为项目不可行。回收期越短，投资效益越好。而静态投资回收期可以在一定程度上反映出项目方案的资金回收能力，由于其计算方便，有助于对技术上更新较快的项目进行评价。

2. 投资利润率

投资利润率是指项目达到生产设计能力后，某一个正常生产年份的年利润总额与总投资额的比率。它是一个考察项目单位投资盈利能力的静态指标。对生产期内各年的利润总额变化较大的项目，可计算生产期内年平均利润总额与项目总投资额的比率。计算公式为：

投资利润率＝年利润总额或年平均利润总额÷项目总投资额×100%

计算出的投资利润率应与行业的标准投资利润率或行业的平均投资利润率进行比较。若大于（或等于）标准投资利润率或平均投资利润率，则认为项目是可以考虑接受的，否则认为项目不可行。

3. 净现值法

净现值（Net Present Value，简称 NPV）是指项目从投资开始到终结，将各年的现金流入和流出都按预定贴现率折算为各自的现值，然后再计算现金流入现值与现金流出现值的差额。若净现值 > 0，表示方案可行；若净现值 < 0，表示方案不可行。净现值法是一种比较科学也比较简便的投资方案评价方法。

净现值（NPV）指标通常建设期为 0，设备资金一次性投入，每年现金净流量相等，因而运行后的现金净流量为普通年金形式。计算公式为：

净现值＝原始投资＋平均年现金流量×年金现值系数（年现金值系数根据年数 n、设定的折现率计算）

4. 内部收益率

内部收益率就是指能够使未来现金流入量等于未来现金流出量现值的贴现率，即项目投资实际可望达到的收益率。计算公式为：

内部收益率（R）的年金现值系数（C）＝原始投资÷年平均净流量

第三节 案例：设备购置前经济论证的难点与技巧

一、案例1：医技类设备购置论证——高能紫外线照射仪经济效益论证

申购科室：皮肤科

申购设备名称：高能紫外线照射仪新增设备

报价：450 000 元

收费标准：300 元/例

收费编码：311400032 脉冲激光治疗 12 元/光斑

表 18 - 1 医技类设备购置成本测算表

项目	数值	单位成本	说明
预计年收入（元）	288 000		
收费金额（元）	300		

（续上表）

项目	数值	单位成本	说明
预计年使用人次（例）	960		科室预计每月最低使用人次为 80 例
单位变动成本（元）	23		
人员成本（元）	23		根据科室提供数据，每例需护士一名，操作时间为 20 分钟。（科室人员 2008 年人均月收入为 9 893 元）
年固定成本（元）	167 998		
设备折旧（元）	90 000	94	按照 5 年折旧年限
设备维修费（元）	22 500	23	每年按照设备原值的 5% 计提
房屋折旧（元）	893	0.93	2008 年 1—10 月科室房屋折旧 24 592.23 元，占科室收入的 0.31%
水电费（元）	605	0.63	2008 年 1—10 月科室水电费 17 153.59 元，占科室收入的 0.21%
后勤辅助费用（元）	25 056	26	2008 年 1—10 月科室后勤辅助费用 698 375.82 元，占科室收入的 8.7%
管理费用（元）	28 944	30	2008 年 1—10 月科室管理费用 807 982.04 元，占科室收入的 10.05%
年保本量（例）	606		
不含后勤辅助、管理费用年保本量（例）	411		

经济效益论证意见：

申购设备有对应收费项目，每例收费为 300 元；根据科室填报资料测算，该项目单位变动成本为 23 元/例，有一定的毛利空间，年保本量为 606 例，而科室预计年使用人次为 960 例，请相关部门综合医疗、技术、临床需要、病源等因素考虑此设备的购置意见。

二、案例 2：检验类设备购置论证——全自动血细胞分析仪系统经济效益论证

申购科室：检验科

申购设备名称：全自动血细胞分析仪系统

报价：2 600 000 元

收费标准：20.8 元（250101015 全血细胞分析套单）

表 18 - 2　检验类设备购置成本测算表

项目	数值	说明			
年收入（元）	6 215 872				
收费标准（元）	20.8				
预计年使用人次（例）	298 840	按照 2007 年数据统计，共完成血常规分析 298 840 例，平均每日约 1 037 例			
单位变动成本（元）	4.7				
试剂成本（元）	4.5	报价	规格	可使用人次（例）	每人份单价
CELLPACK（稀释液）PK - 30	0.57	380	20L/box	667	0.57
CELLSHEATH（鞘液）SE - 90L	0.16	1 500	20L/box	9 524	0.16
STROMATOLYSER - FB（嗜碱细胞溶血素）FBA - 200A	0.81	2 250	5L/box	2 778	0.81
STROMATOLYSER - 4DL（白细胞溶血素）FBA - 200A	0.45	1 250	5L/box	2 778	0.45
STROMATOLYSER - 4DS（白细胞染液）FFS - 800A	0.58	4 050	42mL×3/box	7 000	0.58
SULFOLYSER（血红蛋白溶血素）SLS - 220A	0.28	2 800	5L/box	10 000	0.28
STROMATOLYSER - IM（幼稚细胞溶血素）SIM - 200A	1.18	3 800	10L/box	3 226	1.18
自动瑞氏染液	0.10	100	（500mL/box）	1 000	0.10

（续上表）

项目	数值	说明			
STROMATOLYSER – NR（有核红细胞溶血素）SNR – 700A	0.06	1 750	Lyse reagent 1 000mL/box	556	3.15
	0.05	1 750	Dye solution 12mL/box	667	2.63
RETSEARCH（Ⅱ）网织红细胞染液 RED – 700A	0.15	4 250	Diluent 1 000mL/box	556	7.65
	0.12	4 250	Dye solution 12mL/box	667	6.38
人员成本（元）	0.15	根据科室填报资料，以 1 人完成一批标本（1 037 例）花费 3.5 小时计算；2007 年检验科人均月收入 8 271 元；（按每年含周六，313 个工作日计算）			
年固定成本（元）	1 639 931				
设备折旧（元）	520 000	按照 5 年折旧年限			
设备维修费（元）	130 000	每年按照设备原值的 5% 计提			
房屋折旧（元）	59 091	2007 年检验科总成本（含管理费用）为 58 825 016 元，设备折旧、维修费为 4 593 995 元，占 7.81%；房屋折旧为 415 080 元，占 0.71%			
水电费（元）	77 401	2007 年检验科总成本（含管理费用）为 58 825 016 元，设备折旧、维修费为 4 593 995 元，占 7.81%；水电费为 547 678 元，占 0.93%			
后勤辅助费用（元）	312 037	项目收入 × 2007 年医院后勤辅助费用占总收入比例（5.02%）			
管理费用（元）	541 402	项目收入 × 2007 年医院管理费用占总收入比例（8.71%）			
年保本量（例）	101 599				
不含后勤辅助、管理费用年保本量（例）	48 726				

经济效益论证意见：

申购设备有对应收费项目，每例收费为 20.8 元；根据科室填报资料测算，该项目单位变动成本为 4.7 元/例，毛利较高，年保本量为 101 599 例，而科室预计年使用人次为 298 840 例，远高于保本量。请相关部门进一步综合医疗、技术、临床需要、病源等因素考虑此设备的购置意见。

三、案例3：手术类设备购置论证——蔡司显微镜经济效益论证

申购科室：神经外科

申购设备名称：蔡司显微镜

报价：3 200 000 元

收费标准：400 元（330000012 显微镜加收；3300000011 电子显微镜加收）

现有设备状况：现有两台双目手术显微镜，均放置在手术室。一台 1 490 000元，2003 年购进，已计提完折旧，目前在维持使用中；一台 2009 年购进，价值 830 000 元。

表 18 - 3　手术类设备购置成本测算表

项目	数值	填写依据
预计年收入（元）	280 000	
平均单价（元）	400	现行收费项目：330000012 显微镜加收 400 元、3300000011 电子显微镜加收 400 元
预计年使用人次（例）	700	神经外科 2/3 的手术为显微镜下手术，如果没有显微镜，手术无法进行
预计单位变动成本（元）	0	
人员成本		请填写人员成本信息：显微镜为辅助性工具，将操作时间作为人力成本计算的依据不合理，因此不计算此设备的人力成本

项目	人数	平均每例时间（分钟）	
		操作时间	其他时间
医生	2	240	
护士			
技术人员			
其他			

药品成本

	请填写药品成本信息			
药品名称	规格	单价	可使用人次	可否独立收费

（续上表）

项目	数值	填写依据				
材料成本		请填写材料成本信息				
		材料名称	单价	可使用次数	平均每例耗用量	可否独立收费
预计年固定成本（元）	726 155	1 037.36				
医疗设备折旧（元）	533 333	设备预计可使用年限 10 年以上 设备所属类型：＿＿②＿＿（请对应下列财政部规定的设备类型填写） ①医用电子仪器；②光学仪器及窥镜；③医用超声仪器；④激光仪器设备；⑤医用高频仪器设备；⑥物理治疗及体疗设备；⑦高压氧舱；⑧中医仪器设备；⑨医用磁共振设备；⑩医用 X 线设备；⑪高能射线设备；⑫医用核素设备；⑬生化分析仪化验设备；⑭体外循环设备；⑮手术急救设备；⑯口腔设备；⑰病房护理设备；⑱消毒设备；⑲其他				
医疗设备维修、保养费（元）	160 000	请填写设备维修、保养费的计算依据，比如：年维修费率等				
配套设备折旧		请填写配套设备（如：空调、恒温设备等）的信息： ①设备名称：＿＿＿＿＿＿＿，数量：＿＿＿＿＿＿台； ②设备价值：＿＿＿＿＿＿＿元； ③设备可使用年限：＿＿＿＿＿＿年				
房屋折旧（元）	198	请填写使用该设备的占用房屋面积及计划放置地点： ①占地面积：＿＿1＿＿平方米； ②计划放置地点：＿＿＿＿＿＿手术室＿＿＿＿＿＿（主体楼房屋造价为 5 953 元/平方米）				
电费（元）	731	请填写设备耗电情况： ①设备功率：＿＿0.3＿＿千瓦； ②平均每例使用设备时间：＿＿240＿＿分钟				
水费（元）	224	全院 2010 年水费占总收入的比例为 0.08%，按此比例提取				
后勤辅助费用（元）	9 772	全院 2010 年后勤辅助费用占总收入的比例为 3.49%，按此比例提取				
公共费用（元）	21 896	项目收入×2010 年医院管理费用占总收入比例（7.82%）				
年保本量（例）	1 761					

经济效益论证意见：

根据收费论证意见，申购设备有对应收费项目，为辅助类设备，每例收费为400元。根据科室填报资料测算，该项目单位成本（含人员、材料、折旧、维修及水电、后勤辅助费用等）为1 006.8元/例。

据了解，神经外科开展手术中的2/3为显微镜下手术，根据2010年神经外科手术收入预测，平均每例手术，显微镜带来的间接术费收入为3 284.37元。

由于该设备为神经外科开展手术必备辅助设备，建议从医疗、技术、临床需要等方面综合考虑此设备的购置意见。

四、案例4：医技类设备投资效益追踪分析——脉冲激光美容设备

启用后收支数据统计：（2008年5月—2010年）

购置价：1 880 000元

启用时间：2008年5月

表18－4　医技类设备投资效益追踪分析表

（单位：元）

项目	2008年	2009年	2010年	合计
设备年折旧额	376 000	376 000	376 000	1 128 000
医疗设备维修、保养费	94 000	94 000	94 000	282 000
房屋折旧	7 224	7 224	7 224	21 672
水电费	1 510	1 007	3 872	6 388
人员成本	8 500	8 500	8 500	25 500
材料成本	25 142	34 550	40 513	100 204
后勤辅助费用	48 520	99 699	142 768	290 987
公共费用	59 020	102 724	132 488	294 232
成本合计	619 915	723 705	805 365	2 148 984
收入	845 661	1 221 998	1 460 514	3 528 173
净利润	225 746	498 293	655 149	1 379 189
现金净流量	608 970	881 517	1 038 373	2 528 861

注：（1）设备年折旧额：按照5年折旧年限。

（2）医疗设备维修、保养费：每年按照设备原值的5%计提。

（3）房屋折旧：每月折旧602元（209房、219房）。

（4）水电费：占科室收入比例计算。

（5）后勤辅助费用：占科室收入比例计算。

（6）公共费用：占科室收入比例计算。

（7）人员成本：设兼职医生1名，兼职护士1名，按该科室人员平均成本计1人8 500元。

（8）材料成本：10万个光斑换1个激光头，每个光斑收费30元，每个激光头7.5万元，占收入2.5%；每200人次消耗1瓶，每瓶600元，占收入0.2%，开机100次需消耗1瓶，每瓶1 000元，一年需3~4瓶。

五、案例5：设备使用情况分析——精神科设备

如表18-5所示，分析假设条件：

（1）根据管理需要，现对精神科2007年至2008年购入的9万元以上设备使用情况进行分析。以分析结果反映设备使用效益情况，促使科室加强对设备的使用和管理，提高资源利用率。

（2）月均最大治疗量按每月21.5天工作日，每天7小时进行核算。

（3）成本只考虑设备的折旧和人力成本。水电、房屋折旧等费用因金额不大且较难确定固定值，故忽略不计。人力成本计算要点：①经颅磁刺激仪、脑电生物反馈仪、音乐理疗机（声波治疗）由一名专职护士操作，按2008年度中级护士水平测算并平均分配；②睡眠分析仪设备由住院医生兼职操作，且治疗量少，人力成本忽略不计；③心理测试软件设备由两名专职护士操作，按2008年度中级护士水平测算。

因心理测试软件可安装在多台电脑上，可同时进行操作，故利用率不确定，其主要成本为人力成本。

设备效益论证意见：

（1）经颅磁刺激仪的利用率高、效益较好。各项指标显示，经颅磁刺激仪利用率为90.77%，结余率为82.53%，年资产收益率为126.86%。

（2）睡眠分析仪和音乐理疗机（声波治疗）效益较差。睡眠分析仪和音乐理疗机（声波治疗）结余率分别为-55.07%、-59.22%，收入不能弥补支出成本。同时，睡眠分析仪和音乐理疗机（声波治疗）利用率也较低，分别为42.86%、8.31%。应采取拓展病源，进行院内营销宣传等应对方针，以达到院内资源共享、提高设备利用率的目的。

（3）脑电生物反馈仪效益较好，结余率为43.60%，但利用率67.06%仍较低。若能提高设备利用率，可进一步提高设备效益。

（4）心理测试软件效益较好，因为其设备投入较少，其主要成本为人力成本，而且一套心理测试软件可安装在多台电脑上，可同时进行操作。心理测试软件主要呈现的是规模效益，而规模效益好坏在于病人量的多少。

表18－5 某医院2009年精神科设备使用情况分析

序号	资产名称	数量	设备总值（元）	启用日期	月折旧额（元）	人力成本（元）	2009年度月均收入（元）	月均结余（元）	结余率（%）	月资产收益率（%）	年资产收益率（%）	每例平均耗时	月均最大治疗量	实际月均治疗量	设备平均利用率（%）
1	经颅磁刺激仪	1	470 000	2007－02－01	7 833	2 686	60 208	49 689	82.53	10.57	126.86	17分钟	531	482	90.77
2	睡眠分析仪	1	398 000	2007－03－30	6 633	未安排专职医生	4 278	－2 356	－55.07	－0.59	－7.10	8小时	21	9	42.86%
3	脑电生物反馈仪	1	376 000	2007－04－24	6 267	2 686	15 874	6 921	43.60	1.84	22.09	40分钟 可同时做3人/次	677	454	67.06
4	音乐理疗机（声波治疗）	1	96 736	2007－12－21	1 612	2 686	2 700	－1 599	－59.22	－1.65	－19.83	20分钟 可同时做6人/次	2 709	225	8.31
5	心理测试软件	1	90 000	2008－12－29	1 500	16 118	41 768	24 150	57.82	26.83	322.00		不确定	2 413	不确定

第四节　医疗设备使用情况经济分析的作用

对购入设备使用情况进行分析，可以让各个科室了解其设备的使用情况，评价设备购置后是否达到预期效果，继而实现各个科室能够充分合理利用现有资源，以取得最大的社会效益和经济效益的愿景。具体作用如下：

（1）作为评价设备使用部门的重要依据；

（2）建档备查，即作为下周期设备购买决策的重要参考数据。

随着医院对医疗设备投入的逐年加大，医疗设备产生的效益占医院总效益的比重也逐渐增大。而医疗设备的使用率作为衡量医疗设备效益的重要指标，显得尤为重要。因此，定期开展使用率调查和分析有助于解决临床科室实际存在的问题，提高设备的使用率，同时也能够进一步完善医疗设备配置流程和使用管理的每个环节的细节内容，使流程更科学、合理，管理更为有效，从而确保医疗设备的良性运转。

（撰写人：梁允萍）

第十九章　医院业财融合实践
——卫生材料专项分析

医用耗材是指医院在开展医疗服务过程中经常使用的一次性卫生材料、人体植入物和消毒后可重复使用且易损耗的医疗器械，其品种型号繁多，应用量大，是医院开展日常医疗、护理工作的物质基础。随着医疗技术的进步、社会的发展，医药耗材的使用逐渐成为医疗诊治的重要手段，而其中进口或高值耗材的使用更为突出，相应地也逐步成为病人诊疗费用的重要构成部分。

2017 年，广东省陆续发文（粤府〔2017〕28 号、32 号、55 号等）强调要全面深化医药卫生体制改革，文件明确要求"控制医疗费用不合理增长：对超常使用、辅助性、营养性等高价药品以及高值医用耗材实施重点监控"，引导临床科室科学合理地使用医用耗材，适时分析和反馈卫生材料的使用情况成为多数医疗机构财务人员的关注点。本章以大型综合性公立医院 A 的卫生材料分析为例，分三部分介绍卫生材料的分析思路，探讨业财融合在卫生材料分析中的切入点。

第一节　传统的卫生材料分析

由于卫生材料的使用科室主要集中在手术类科室，而耗用地点则集中在手术室，因此，传统的卫生材料分析主要从两个层面进行：一方面是从各手术室的角度看手术室的手术例数、手术材料收入、每例材料收入以及每例术费的绝对值和变化情况，另一方面从各手术类科室的手术例数、材料收入、每例材料收入的绝对值和变化情况进行比较分析。

一、手术室层面的卫生材料分析

手术室品种繁多，比较复杂。以某医院为例，手术室可分为普通外科手术室、心脏外科手术室、心脏介入导管室、乳腺手术室、妇科手术室、眼科手术室等类别。而手术室层面的卫生材料分析也主要根据不同手术室的划分，对其平均每例手术收入、平均每例术费收入、平均每例手术材料收入等情况进行对比分析。如表 19 - 1 所示，手术室 B 平均每例手术材料收入增长 13%，远高于平均每例术费收入增长。手术室 D 在平均每例术费下降 2.6% 的情况下，每例材料收入仍增长 2.2%，需要重点关注。手术室 H 平均每例手术材料收入下降 15.2%，从财务数据上看，卫生材料管控效果良好。

表 19 - 1　各主要手术室手术收入结构分析表

手术室名称	平均每例手术收入			平均每例术费收入			平均每例手术材料收入		
	基期（元）	对比期（元）	增幅（%）	基期（元）	对比期（元）	增幅（%）	基期（元）	对比期（元）	增幅（%）
手术室 A	6 427	6 305	1.9	1 544	1 532	0.8	4 294	4 204	2.1
手术室 B	15 048	13 651	10.2	3 625	3 436	5.5	10 575	9 358	13.0
手术室 C	17 769	16 855	5.4	2 265	2 239	1.2	15 184	14 305	6.1
手术室 D	10 296	9 876	4.3	1 943	1 995	-2.6	6 505	6 366	2.2
手术室 E	2 603	2 479	5.0	1 325	1 271	4.2	1 011	979	3.3
手术室 H	2 995	3 452	-13.2	442	455	-2.9	2 486	2 930	-15.2

注：平均每例手术收入包含平均每例术费收入和平均每例手术材料收入。

二、手术类科室层面的卫生材料分析

手术类科室层面的卫生材料分析是针对各个手术类科室的手术量、平均每例术费、平均每例材料费进行统计和分析。如表 19 - 2 所示，科室 B、科室 F 在平均每例术费变化不明显的情况下，平均每例材料费增幅较高，在没有掌握手术结构调整等因素影响的前提下，可得出以上科室卫生材料使用不合理增长的结论。

表 19 - 2　各科室手术量及费用情况表

科室	手术量	增幅（%）	平均每例手术费用（元）	增幅（%）	平均每例术费（元）	增幅（%）	平均每例材料费（元）	增幅（%）
手术类科室	40 381	8.1	7 164	4.2	1 790	3.1	4 801	4.1
科室 A	2 587	4.0	19 121	8.1	2 114	4.4	16 598	8.2
科室 B	700	21.4	15 435	10.4	2 121	0.2	12 489	13.4
科室 C	5 353	3.3	15 669	4.1	3 900	7.2	10 925	3.0
科室 D	1 255	14.4	12 265	4.2	2 111	1.1	9 098	6.2

（续上表）

科室	手术量	增幅（%）	平均每例手术费用（元）	增幅（%）	平均每例术费（元）	增幅（%）	平均每例材料费（元）	增幅（%）
科室 E	1 208	0.1	10 024	-3.2	2 294	0.4	6 670	-6.4
科室 F	6 450	8.2	6 298	14.4	1 371	5.4	4 004	19.4
介入类科室	23 824	7.2	16 853	4.2	2 158	-2.1	14 145	6.3
科室 G	17 418	8.4	19 026	5.2	2 130	-2.3	16 572	6.2
科室 H	661	6.1	19 271	2.4	2 451	7.4	16 163	1.1
科室 I	1 327	0.1	13 652	-1.1	3 462	0.5	10 032	-2.1

注：平均每例手术费用包含平均每例术费和平均每例材料费。

　　传统的卫生材料分析仅停留在财务数据的变动和对比分析上，而以财务数据的变动确定分析的结论，提出的管理建议往往较难获得临床科室的认可。因为财务数据可能受到医疗行为变化、医疗结构调整等多种因素的影响。因此，只看数据，可能导致背后的医疗行为被数字掩盖，而仅以财务数据进行分析得出的结论可能脱离实际，有失偏颇，因而财务部门提出的管理建议也往往得不到认可。

第二节　基于业财融合思想的卫生材料分析

　　针对医疗机构运行情况的突出问题和矛盾进行基于财务数据和业务情况的专项分析，是推动医疗机构业财融合的合理切入点。如医院 A 根据临床科室反馈发现，卫生材料成本管理不是造成病人材料费用提高的唯一因素。因为医疗技术水平不断提高、临床科室探索新技术新方法、收治危重病人等也造成了卫生材料费的提高。因此，单从病人材料费用提高这一现象并不能说明卫生材料成本管理欠佳。

　　经与卫生材料主管部门和临床科室的反复沟通和持续反馈，医院 A 在进行卫生材料分析的时候，在原有传统分析指标的基础上，引入科室三/四级手术比例、CMI 值等反映医疗技术难度的非财务指标。对手术材料费增长且三/四级手术比例并未增长的科室进行重点反馈和管控，得到了院领导和主管职能部门的普遍认同。

　　同时，卫生材料分析深入至手术项目、卫生材料品规等，将卫生材料费用水平的变动与手术医疗业务结构的变动相结合，也使得分析和反馈更有针对性和可及性。

一、案例1：结合手术项目的卫生材料分析

如表19-3所示，将卫生材料分析细化至手术项目、手术医生和同一手术项目上。不同手术医生每例术费水平基本相当，但每例材料费水平差异较大。因此，可以针对每例材料费水平偏高的医生进行收治病种、危重程度等方面的进一步分析。若存在上述因素的差异，可进一步重点监管此类医生的卫生材料使用。

表19-3　同一手术项目不同手术医生卫生材料分析

主手术项目 + 主刀医生	职称	科室	手术例数	每例术费（元）	每例材料费（元）
射频消融术—医生 A	副高	科室 1	254	2 705	7 480
射频消融术—医生 B	正高	科室 1	225	3 313	10 281
射频消融术—医生 C	正高	科室 1	129	3 090	10 045
射频消融术—医生 D	副高	科室 1	127	2 777	7 831
射频消融术—医生 E	正高	科室 1	88	2 573	8 237

二、案例2：结合类型和品规的卫生材料分析

经过对具体各类卫生材料的深入分析和跟踪，发现止血类和腔镜类耗材使用量逐年攀升，且每例手术的上述费用也大幅增长。如表19-4所示，说明每例手术对此类卫生材料的消耗在大幅增长。

表19-4　增幅较大的两类手术耗材费用情况表

耗材类别	费用	金额			
		基期（元）	对比期（元）	差额（元）	差异率（%）
腔镜类耗材	总费用	44 192 058	33 464 984	10 727 074	32
	每例费用	1 649	1 372	277	20
止血耗材	总费用	24 310 925	17 286 607	7 024 318	41
	每例费用	907	709	198	28

注：腔镜类耗材包括缝合器、吻合器、钉仓、钉匣等。

　　针对表19-4耗材费用情况，结合不同手术室止血耗材的使用情况进行分析，可发现止血耗材的结构变化是止血耗材费用上升的主要因素。将低值止血耗材单列进行分析发现，两个主要手术室对低值手术止血耗材的使用结构有所变化：①从绝对值来看，手术室B消耗的低值止血耗材占比较高；②从增长趋势来看，手术室B低值止血耗材占比有所下降。因此，可以推断手术室B的大部分科室将低值止血耗材更换为高值止血耗材。由此可得出高值止血耗材对低值耗材的更换是止血耗材成本攀升的主要原因的推论。

表19-5　两种低值止血耗材占所有止血耗材比例及变化情况表

（单位：%）

耗材类别	使用数量占比			使用金额占比		
	基期	对比期	增幅	基期	对比期	增幅
手术室A	13.10	12.70	0.40	5.30	5.60	-0.30
手术室B	81.50	97.10	-15.60	56.40	91.70	-35.30

注：两种低值手术止血耗材为：可吸收止血纱单价421元，组织胶水单价450元。

第三节　引入战略成本管理工具的卫生材料分析

　　战略成本管理的实质就是将业财融合的思想融入成本管理活动之中。战略成本管理是基于企业竞争地位的考虑而实行的成本管理方法。战略成本管理实际上解决了成本管理如何融合到具体的业务与管理过程中的问题，使得成本管理措施能够得到顺利实施，成本管理方法能够真正发挥作用。它与传统成本管理相比，存在以下优势：①战略成本管理既关注企业内部的成本变化，又关注企业外部竞争环境的变化，以便时刻调整企业的战略；②战略成本管理既关注企业自身的竞争地位和战略，也关注竞争对手竞争地位和战略的变化；③战略成本管理既注重微观层面的成本动因，也注重宏观层面的成本动因，做到全方位的成本管理；④战略成本管理既采用传统的成本计算方法，也采用各种有助于提高竞争力的成本管理方法。

　　因此，战略成本管理是在考虑企业竞争力的前提下来选择成本管理方案的。为了更好地分析和判断成本与竞争地位的关系，有学者将成本行为与竞争地位变化组成六种组合，如下图所示，此为成本与竞争地位组合模型。

竞争地位

成本行为与竞争地位组合模型

在国家控制病人费用的总体要求下，各医疗机构需控制卫生材料的使用，严控每病人卫生材料的水平。但因部分高值卫生材料的使用体现了医疗技术的更新、学科地位和医疗技术竞争力的提高，单纯控制卫生材料成本的上涨，某种程度上违背医院提高学科地位和医疗技术水平的战略目标。为此，引入战略成本分类模型，对卫生材料的使用和消耗进行分类分析和管控是非常必要的。

如表19-6所示，最理想的状况为④，即降低消耗性物料成本的同时能够提高竞争地位。因为新技术的应用减少了消耗性物料的使用且有助于提高技术难度。其次是⑤，在降低消耗性物料成本的基础上，不影响竞争地位。如某科室在未降低手术难度且保障医疗质量的情况下，减少了止血耗材的使用，是值得提倡和鼓励。对于①成本提高，医院的竞争地位也提高的情形，必须进行具体的分析，即进行成本效益分析。如果成本小幅上升，而医院竞争地位大幅提高，那么对医院来说无疑是有益的，而②③⑥则不可行。因此，将医院目前使用的卫生材料进行分类，如表19-7所示，把第二类成本高且不影响竞争地位的卫生材料作为重点管控对象，建立第二类重点管控卫生材料目录。重点跟踪管控卫生材料的使用情况，包括使用科室、使用医生、变动情况，并及时进行分析和反馈。

表19-6　卫生材料分类管理

类别	说明	管理手段
第①类	价格高，属于新技术应用必需或疑难手术操作必备耗材，有助于提升医疗技术水平	暂不管控
第②类	价格高，非新技术应用必需或疑难手术操作必备耗材，对医疗技术水平无显著影响	重点管控
第③类	价格高，且影响医疗安全和医疗质量，阻碍医疗技术水平的提高	禁止
第④类	价格低，属于新技术发明或应用，有助于提升医疗技术水平	鼓励
第⑤类	价格低，对医疗技术水平无显著影响	鼓励
第⑥类	价格低，影响医疗安全和医疗质量，限制医疗技术水平的提高	不提倡

（撰写人：娄兴汉）

第二十章　医院经济分析的信息化建设

第一节　医院经济分析的推进对成本核算的要求

一、成本核算内容需与经济分析的深化相适应

随着医院经济分析的推进，分析内容不断拓展、分析方法逐步深入，从简单的业务量、收支对比，发展至现在的量本利分析、运行效率分析等，因此成本核算的内容也需不断扩展。

在核算内容上，应从收入、成本逐步拓展至更多与效率相关的核算信息，包括工作量的分类核算信息，各类资源信息如房屋资源、床位资源、设备资源、人力资源等，以满足运行效率分析、项目分析等方面的需要。

例：房屋资源的核算

1. 分类核算科室占用房屋面积

（1）业务用房：包括病房用房、诊间用房、治疗室用房等；

（2）辅助用房；

（3）行政办公用房。

2. 房屋面积核算数据的应用

（1）核算中重要的分摊标准之一：多项费用与房屋面积具有相关性；

（2）用于反映房屋资源的效率：通过"人均占用面积""每床占用面积""每单位面积效益""每单位医疗用房面积效益""非业务用房占比"等指标进行对比分析，及时发现是否存在房屋资源利用效率不高的情况。

二、成本核算需逐步深入医疗业务过程

经济分析的目的之一，是反映科室的经济运行情况，发现存在问题时及时向管理者预警。因此，作为经济分析的基础，成本核算必须结合科室的业务运行特点，在核算方法上逐步深入业务过程，根据业务性质进一步细化核算单元，

成本的归集、分摊更注重过程的合理性。

例：手术成本的核算

手术成本主要包括：手术医生人员成本、手术室护士人员成本、药品、卫生材料、设备仪器折旧、一般固定资产折旧、房屋折旧以及水电费等业务费用。

1. 以往手术成本核算方法

考虑到成本归集的难度，手术医生的人力成本一般不纳入手术室成本核算，将手术室所有成本归集后，按手术量或手术收入分摊至各手术专科。

存在问题：专科之间手术性质差异较大，由此影响成本水平，主要体现在卫生材料的耗用和占用手术室资源的差异上。由此进行分析的结果，可能与实际情况相去甚远。

2. 手术成本核算方法的改进：分类成本核算

（1）根据属性将手术室成本进行分类，如药品、贵重卫生材料属于可直接收费的成本，人员成本、房屋折旧等属于公用固定类成本，部分设备属于专用固定类成本；

（2）不同类别的成本分别根据相关性最强的标准进行分摊。可直接收费的成本按照收费记录直接计入各专科，公用固定类成本根据手术占用资源的时间分摊至各专科，专用固定类成本根据科室实际使用情况计入科室手术成本。

三、对成本核算信息质量的要求

经济分析作为医院加强经济管理的重要手段之一，是管理者做出决策的重要依据。因此，对分析的对象——成本核算数据，必然有着较高的质量要求。主要体现在：

（1）核算数据依据实际发生的事项记录，应真实客观；

（2）核算方法上强调权责发生制和配比原则，核算数据应能反映经济运行情况，科室之间数据信息可比；

（3）核算数据的展现清晰明了，便于理解和使用；

（4）核算数据的收集、处理及时，保证经济分析的时效性。

例：从科室角度落实权责发生制、配比原则

设备维保费用的核算：医院技诊检查大多依靠大型设备完成，大型设备一年的维保费用达到几十万元甚至上百万元的水平。若完全按照付款结算时间一次性入账，会使科室成本水平波动较大，由此影响经济分析的结果，分析人员必须对数据的差异进行说明或者手动调整经济分析使用的数据。因此必须在核算阶段，对大型设备维保费用按照业务实际受益的时间段进行预提或待摊，以保证成本与收入的配比。

第二节　医院经济分析信息化的分阶段推进

一、初期：基于现有经济分析报表框架，实现数据采集信息化

在医院总体信息化发展至较成熟的阶段，医院的 HIS 系统、各类库房管理系统、财务和成本核算系统、人力资源管理系统等信息系统均已涵盖经济管理报表所需求的数据内容时，负责编制经济管理报表的人员则需从基础采集工作中脱离出来，将精力投入到发现问题、分析解决问题的工作上。

因此，经济管理部门需与信息管理部门密切结合，确定各类常用的经济管理报表框架，通过数据自动采集、计算，自动生成经济管理报表，并通过信息技术实现一些智能的应用分析。

一般来说，结合业务类型与不同报表阅读者的需求，形成系列的分析报表。

例：如何结合报表阅读者的需求设置报表

表 20 - 1　各级报表阅读者需求报表

报表阅读者	阅读者需求	报表功能
院领导	（1）医院总体经济运行情况； （2）与医院发展战略密切相关的经济指标； （3）医院重点业务的总体经济指标	在指标体系中选取重点指标展现，数据内容不宜过多
职能部门管理人员	（1）各类科室的总体经济运行情况； （2）各类科室运行过程中的相关经济指标； （3）与医院发展战略密切相关的详细的经济指标； （4）医院重点业务的详细经济指标	（1）根据职能部门管辖范围选取相关数据内容； （2）主要以重点指标的形式展现，不需列出运行过程中较详细的数据
业务科室管理人员	科室经济运行详细的数据、各类经济运行指标	列出科室经济运行的详细数据

二、后期：延伸至 HIS 系统的相关数据挖掘，推进经济分析的深化

经济管理报表的作用，主要是反映医院业务运行的基本情况并对存在问题进行提示、预警，概括来说，是发现问题。但若要找到问题的根源并予以解决，就必须深入到具体的业务运行过程中。从数据上来说，要求通过更充分的业务数据进行反映。因此，经济管理人员从编制经济管理报表的工作中解放出来，下一步的工作则是要思考：

第一，如何与具体业务结合，建立业务运行过程中有助发现、分析相关问题的数据模型；

第二，如何通过大量经济运行过程中的数据分析，并结合科室的业务提出解决问题的方法，同时将相关的方法借助信息技术形成业务数据挖掘分析模型。

例：如何进一步分析药品比例较高的问题

通过经济管理报表的数据发现，某门诊专科 A 的药品比例达到 65%。经调研了解，门诊药品比例偏高，可能受到以下因素影响：

1. 复诊病人比例较高

复诊病人包括门诊复诊、出院复诊的病人。一般来说，复诊病人的检查、化验等均在第一次就诊或住院期间进行，后续主要以药物治疗为主，复诊病人比例高有可能导致该门诊专科药品比例较高。

2. 等候检查、化验时间较长

一方面，由于等待检查、化验、出具结果的时间较长，在此期间医生只能根据临床经验先给门诊患者开药，无法及时予以后续治疗。另一方面，随着病人量逐步增加，存在病人由于检查等候时间长而放弃检查的情况，导致初诊病源流失。

3. 门诊酬金制度的影响

为提高门诊量、鼓励医生积极出诊，许多医院均实行门诊酬金制度。一般来说，酬金的计算与医生的门诊量挂钩。这种情况下可能出现部分医生过分追求速度与量的现象，导致药品比例偏高。

针对上述三种情况，如何通过深入的业务数据挖掘来论证呢？可以从以下方面考虑：

表 20 - 2　影响门诊药品比例较高的因素分析

分析原因	分析方法
复诊病人	（1）统计复诊病人占该专科病人总数比例； （2）统计复诊病人的药品比例对该专科药品比例的影响程度
检查、化验等候	（1）统计等候进行检查、化验的平均时间； （2）统计检查、化验出具结果的平均时间； （3）统计门诊病人检查、化验的退费比例
门诊酬金	（1）统计该门诊专科下单纯开药的门诊病人平均看诊时间； （2）统计该门诊专科下单纯开药的门诊病人占总病人数的比例

（撰写人：巫敏姬）

第二十一章　医院经济管理人员应具备的素质和能力

财政部 2016 年 10 月印发的《会计改革与发展"十三五"规划纲要》（财会〔2016〕19 号）指出："十三五"时期，推进管理会计广泛应用，完善会计人员继续教育制度，加快行业急需紧缺会计人员——精于理财、善于管理和决策的管理会计专门人才培养。

医院经济管理活动作为管理会计理论与工具在医院的实践，医院经济管理人员的角色也越来越重要。这要求经济管理人员必须摆脱传统的思维方式和工作模式，巩固和扩展新的知识领域，优化知识结构，全面提高执业能力，以适应新形势的要求，由传统"报账型"财务会计师向"经营管理型"管理会计师转型，成为复合型人才。医院经济管理人员除了需具备系统的会计专业知识外，还应涉及医疗、护理、计算机、物资管理等学科。同时，医院经济管理部门是一个综合部门，是一个需要融合各专业的组织，需要具有对医院管理理论与实务独到的了解和前沿的认识。

第一节　经济管理人员的素质要求

经济管理人员应当具备以下几方面基本素质：

一是良好的会计专业基础和扎实的财务职业技能。良好的会计专业基础包括：①掌握会计和财务学的基本原理和概念；②领悟会计工作各项要素的基本性质，包括会计属性、会计职能、会计对象等；③通晓财务制度、会计准则、会计制度、会计规范及相关法律法规等。

二是广泛而全面的知识结构。作为医院的经济管理人员，应该不仅要掌握财务会计专业知识，而且要广泛涉猎经济、管理、法律、社会以及医疗等各方面的知识，并融会贯通，才能更好地发挥管理会计的职能，全面参与医院的管理和影响各层级的经营决策。

三是优良的会计职业道德和素养。会计职业道德，是指在会计职业活动中应当遵循的、体现会计职业特征的、调整会计职业关系的各种经济关系的职业行为准则和规范。随着医院对精细化管理的重视，经济管理工作重要性越发凸显。经济管理人员应遵守会计职业道德规范，做到爱岗敬业、诚实守信、廉洁自律、客观公正、坚持准则、提高技能、参与管理、强化服务。

第二节　经济管理人员的能力要求

医院经济管理需要具备多方面分析和解决问题的能力，包括以下几方面：

一是沟通和协调能力。医院经济管理是医院财务与业务融合的关键，涉及与医院各职能部门、各业务部门的密切沟通和联系，也需要获取诸多部门的支撑和协助，这对经济管理人员的沟通和协调能力提出了较高要求。经济管理能否在医院发挥切实作用的关键在于经济管理人员与医院决策者、管理者的沟通是否顺畅，这就要求医院的经济管理人员勤沟通、善沟通、妥沟通。

二是筹划决断能力。短期来看，医院经济管理工作的好坏影响科室的运行效率、职工的工作效率和积极性；长期来看，医院经济管理工作对医院的战略布局、学科发展以及业务转型、结构调整起到关键性决策支撑。这就要求医院经济管理人员处理临时棘手问题时能够处变不惊、善于决断、随机应变，同时，还要善于未雨绸缪，跳出财务视野，站在宏观立场，从长远角度看待医院经济运行，为医院的未来发展勾勒蓝图。

三是改革创新能力。当今医疗行业正处于风云骤变的年代，医院经济管理如何在医疗改革浪潮中从容应对、游刃有余，这就要求医院经济管理人员要有时代意识，思维敏捷，富有胆识，敢想、敢干、敢改革。要结合本单位实际情况，及时提出新方案、新办法，为领导当好参谋和助手。

三是持续学习，以适应不断变化的经济环境。互联网和人工智能风行的如今，信息和数据每日呈指数增长，知识更新迭代的速度可精确到秒，医院经济管理人员需要具备快速获取有用信息、完善自身知识结构和体系、准确合理输出有用性信息的能力，这就要求经济管理人员保持学习能力，更新学习方法，以适应突变的外部环境。

第三节　经济管理人员的培养内容和计划

由于目前的中国高校培养方向是通用的财务会计人才，高校财务会计专业毕业生对医院财务会计、医疗业务流程都较为陌生，医疗行业的财务管理工作岗位也多数"一个萝卜一个坑"，各个岗位之间分工明确，各司其职。医院经济管理工作又要求经济管理人员对医院财务会计工作、医疗业务流程有全面、系统的了解，为此，对于医院新进的经济管理人员，应在有效时间内设计全面的轮岗培养规划，具体如下：

一、收费窗口培训内容

收费窗口工作分为门诊收费处和住院结账处两部分。

1. 门诊收费处

医院收费是对医疗过程中发生的项目进行计价并收取患者费用的财务行为。门诊收费处肩负着医院门诊病人各项费用的收取工作，面对的病人范围广、数量大，涉及的收费项目众多，遵循的公医规定繁杂，可以说门诊收费处既是医院经济收入的基本流入点，又是医患交流、医疗服务的窗口，是保证全院医疗、经济合理、有序、高效运行的重要机构。在门诊收费处轮岗实习，主要通过学习收费规章制度、操作规程，跟随师傅观察、学习并体验收费工作，实地体验病人就诊过程等方式了解医院收费流程以及病人就诊流程。

2. 住院结账处

住院结账处肩负着医院住院病人各项费用的收费工作，其收费金额大，面对的病人类型多，遵循的公费医疗、医保相关规定复杂，是医院住院收入的基本流入点，也是保证医疗安全、经济安全的重要机构。在住院结账处轮岗实习，需在熟悉结账规章制度的基础上，分别了解按金、审核、结账三部分的工作流程和相关注意事项，至此，对住院病人费用的管理、医院经济收入的全貌，才能有直观的认知和把握。

二、收费管理科培训内容

收费管理科负责贯彻执行国家医疗收费政策，对医院收费政策的执行进行指导、监督、检查和管理，以及对医疗收入的稽核和监督，对医疗收费环节内控的执行、资金安全等方面进行监督和检查。收费管理科的轮岗培训内容具体见表 21 - 1：

表 21 - 1　　收费管理科轮岗培训内容

序号	培训项目	培训内容	带教岗位
1	了解现行收费标准的基本情况、收费原则，以及医院科室总体情况	（1）了解现行收费标准的基本框架（四大类），知道某一项目属于哪一大类； （2）了解收费项目费别； （3）了解现行收费政策下的收费原则，包括项目、材料（含材料加成规定）、药品； （4）了解医院科室总体情况	物价管理岗位
2	熟悉医院收费流程及各类费用的生成规则	（1）熟悉医院收费流程，包括门诊、病房、技诊、检验、手术； （2）熟悉各类费用的生成规则，包括门诊、病房、技诊、检验、手术	
3	熟悉收费系统维护及与各相关系统的对应关系，以及对财务、经管核算系统的影响	（1）熟悉收费相关系统（包括新维护系统、技诊、手术、门诊收费、住院结账等）的维护，以及相互之间的对应关系； （2）熟悉收费系统维护对财务、经管核算系统的影响	
4	熟悉项目成本测算、设备效益分析方法	安排两个实例进行练习，重点了解如何取数及分析方法	
5	收费稽核	（1）了解稽核岗位职责； （2）熟悉稽核岗位操作流程，包括稽核收费员日报表、核销票据等； （3）熟悉挂号收费系统、门诊收入系统、结账组管理系统中关于财务报表数据之间的钩稽关系及来龙去脉； （4）熟悉业务收入报表的编制方法	稽核岗位

三、财务科培训内容

　　财务管理根据国家财经法规，负责全院及医院下属或挂靠法人单位及社团（以下简称"全院"）的会计核算、会计报表分析、预算与决算、资金安排、薪资发放、会计档案归档、财务人员继续教育以及财务制度建设等财务管理工作。财务科的轮岗培训内容具体见表 21 - 2：

表21-2　财务科轮岗培训内容

序号	培训项目	培训内容	带教岗位
1	货币资金业务	（1）货币资金的管理，如现金、银行存款的收支； （2）货币资金支付审批，如申请、审批、审核、支付等管理制度，收款业务及相关工作； （3）各类票据的使用和管理； （4）各类退费制度的审批程序及相关工作	出纳岗位、报销岗位
2	财务基础操作及独立法人单位会计核算	（1）财务基础工作：凭证装订、会计档案管理等； （2）下属法人单位的会计核算：《循证医学》杂志社会计核算及各项税务处理	工会会计
3	现金凭证编制	（1）复核相关原始凭证，编制现金收、支的会计凭证； （2）复核相关原始凭证，编制银行收、支的会计凭证； （3）理解会计与出纳之间的数据交流	负责编制现金凭证的岗位
4	药品核算、基建核算及合同管理	（1）国家有关药品管理的政策规定； （2）基本的支付流程：请购与审批、付款审核与付款执行等； （3）药品管理相关的内控制度、财务管理细则、核算流程，以及各库房业务流程； （4）参加月末药品盘点的财务监盘工作，了解药品管理中存在的问题以及相关改进的措施； （5）计算并分析各类指标，如药品加成率、药品比例、卫生材料成本率及试剂成本率，控制消耗支出。分析每月药品、卫生材料及试剂采购金额，并观测其变化趋势	药品会计

（续上表）

序号	培训项目	培训内容	带教岗位
5	试剂、卫生材料核算及票据管理	（1）国家有关卫生材料试剂管理的政策规定； （2）基本的支付流程：请购与审批、付款审核与付款执行等； （3）卫生材料试剂管理相关的内控制度、财务管理细则、核算流程，具体包括：①卫生材料试剂材料管理责任制；②卫生材料试剂材料采购、收发、领退、保管制度；③低值易耗品的领用和保管制度，结合医院具体情况，确定低值易耗品的报销、报废办法；④卫生材料试剂材料的清查盘点制度；⑤深入实际，动态了解卫生材料试剂材料的使用和保管情况，掌握卫生材料试剂材料的收发、结存情况，及时修订定额，使卫生材料试剂材料储备更加合理； （4）参与各库房的清查盘点工作，并将存货盘点报告表同材料明细账进行对比，以确定材料的盘盈或盘亏，并查明原因，按规定进行账务处理	物资会计
6	物资核算及科研管理	（1）国家有关物资管理的政策规定； （2）基本的支付流程：请购与审批、付款审核与付款执行等； （3）物资管理相关的内控制度、财务管理细则、核算流程，具体包括：①物资材料管理责任制；②物资材料采购、收发、领退、保管制度；③低值易耗品的领用和保管制度，结合医院具体情况，确定低值易耗品的报销、报废办法；④包装物押金的管理办法；⑤物资材料的清查盘点制度；⑥深入实际，动态了解物资材料的使用和保管情况，掌握物资材料的收发、结存情况，及时修订定额，使物资材料储备更加合理； （4）参与各库房的清查盘点工作，并将存货盘点报告表同材料明细账进行对比，以确定材料的盘盈或盘亏，并查明原因，按规定进行账务处理	物资会计

四、临床科室工作

经济管理工作需要与临床科室进行紧密的结合和沟通，因此，对于新进人员还需要其在各类型临床科室进行短期见习和轮转，可在临床类科室、医技类科室、手术平台类科室等选择有代表性的科室进行短期的见习。

对于已经工作一段时间、具有一定财务会计工作经验的财务人员来说，开始从事经济管理工作之前，建议充分突破财会人员的职业局限，将会计学与经济学、管理学、信息技术学等相关学科进行衔接，补充医院相关背景知识，增强综合分析、解决问题的能力，做到理论与实际相结合，具体如下：

（1）熟悉医院各项业务流程，深入临床一线了解各项业务的特点，掌握各个治疗项目的卫生材料消耗量、对应的收费项目、收费标准等基本信息；

（2）了解医院及各科室收支预算情况，如医院总体收入预算、支出预算、明细收入预算及各项明细支出预算等情况；

（3）了解医院的各项重点管理指标，如门诊量增长率、住院周转率、出院人数、病床使用率、平均每住院床日收费水平、平均每门诊人次收费水平、百元固定资产业务收入、人均业务收入、预算执行率、单病种费用情况等指标；

（4）了解每年新购设备情况。因设备的新增会为医院带来收入的增加，此时应重点分析设备的利用率及效益情况。

（撰写人：黄运仪）

小　结

可以毫不夸张地说，尽管会计信息系统存在各种缺陷，业务人员针对会计数据提出了种种问题，但会计信息系统依然是许多医疗机构中最为完备的信息系统，可以说管理会计信息系统已经成为一个完整的全样本、全过程、全方位的大数据系统。财务人员天生就是"玩数据"的人，拥有大数据和运用大数据是财务人员的专长，但多数财务人员运用数据进行的经济分析都是"自娱自乐"的，财务人员在经济分析中整理、罗列一堆数据，对于经济分析的使用者来说却是雾里看花、水中望月，领导层和临床科室一句"你们的分析我看不懂"，让财务人员所有的工作前功尽弃，让财务工作永远只停留在"苦劳"层面而无缘"功劳"。

因此，经济分析的关键点是将会计语言转化为通用语言：首先是让别人听懂、看懂财务人员的分析，其次是对别人的行为产生影响。一方面，财务人员数据分析的任务是感悟数据背后的"灵性"，解读会计或经济数据背后的医疗行为；另一方面，每一次经济分析和报告都是一次沟通的过程，沟通的重要任务是将管理会计的观点和建议以精确、易懂的方式展示和传递给对方，也就是用别人听得懂的话将会计语言演绎成商业故事，从而达到管理目的，体现影响力。

（撰写人：娄兴汉）

医保管理篇

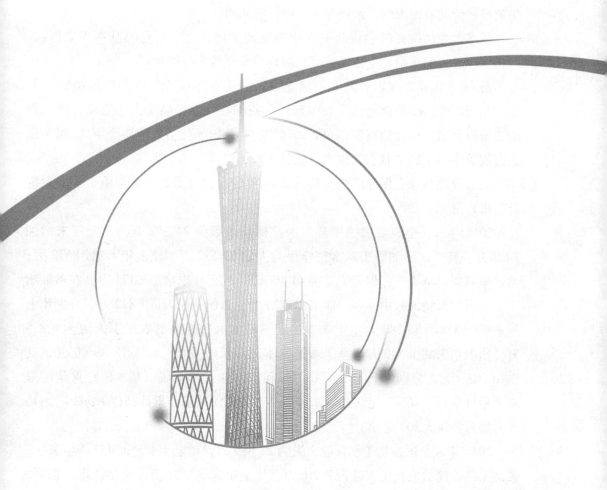

第二十二章　医院医保基础管理

第一节　医保管理体制

基本医疗保险（医保）是为补偿劳动者因疾病风险造成的经济损失而建立的一项社会保险制度。通过用人单位和个人缴费，建立医疗保险基金，参保人员患病就诊发生医疗费用后，由医疗保险经办机构给予一定的经济补偿，以避免或减轻劳动者因患病、治疗等带来的经济风险。

基本医疗保险是社会保险制度中最重要的险种之一，它与基本养老保险、工伤保险、失业保险、生育保险等共同构成现代社会保险制度。

自1998年颁布《国务院关于建立城镇职工基本医疗保险制度的决定》开始，我国的医保改革就进入了新的阶段。我国在社会保险扩大覆盖面方面取得的成绩得到国际社会的高度认可，2016年11月国际社会保障协会第32届全球大会授予中国政府"社会保障杰出成就奖"。

人力资源和社会保障部公布的《2016年度人力资源和社会保障事业发展统计公报》显示：

2016年末，全国参加城镇基本医疗保险人数为74 392万，比上年末增加7 810万。其中，参加职工基本医疗保险人数29 532万，比上年末增加638万；参加城镇居民基本医疗保险人数为44 860万，比上年末增加7 171万。在参加职工基本医疗保险人数中，参保职工21 720万，参保退休人员7 812万，分别比上年末增加358万和280万。年末参加城镇基本医疗保险的农民工人数为4 825万，比上年末减少340万。全年城镇基本医疗保险基金总收入13 084亿元，支出10 767亿元，分别比上年增长16.9%和15.6%。年末城镇基本医疗保险统筹基金累计结存9 765亿元（含城镇居民基本医疗保险基金累计结存1 993亿元），个人账户积累5 200亿元。

2016年末全国参加工伤保险人数为21 889万，比上年末增加457万。其中，参加工伤保险的农民工人数为7 510万，比上年末增加21万。全年认定（视同）工伤人数104万，比上年减少4万。全年评定伤残等级人数为53.5万，比上年减少 0.7 万。全年享受工伤保险待遇人数为 196 万，比上年减少 6 万。全年工伤保险基金收入 737 亿元，比上年下降 2.3%，支出 610 亿元，比上年增长 1.9%。年末工伤保险基金累计结存 1 411 亿元（含储备金 239 亿元）。

2016 年末全国参加生育保险人数为 18 451 万，比上年末增加 680 万。全年共有 914 万人次享受了生育保险待遇，比上年增加 272 万人次。全年生育保险基金收入 522 亿元，支出 531 亿元，分别比上年增长了 4% 和 29%。年末生育保险基金累计结存 676 亿元。

按国家卫生和计划生育委员会公布的《2017 年 1—6 月全国医疗服务情况》及《2017 年 6 月底全国医疗卫生机构数》，截至 2017 年 6 月底，全国医院数量总计 3.0 万家，其中公立医院 12 566 家，民营医院 17 153 家。与 2016 年 6 月底比较，公立医院减少 392 家，民营医院增加 1 850 家。

医院是提供基本医疗服务和发生医疗费用的主体，也是落实医疗保险政策的场所，它们也就成了医疗保险制度改革的重要环节。与此同时，医院的发展也存在着必须适应经济和社会发展水平、适应公众的医疗保障需求、适应医学科学发展趋势等难题。

定点医疗机构要为参保人员提供优质、高效的医疗卫生服务，需配合医疗保险经办机构共同做好定点医疗服务管理工作。医院医疗保险服务管理体系是确定医院医保管理目标，并为实现这些目标的所有相关事务相互配合、相互促进、协调运转而构成的一个有机整体，一般应包括组织机构、管理制度、管理职责、资源管理和过程管理等内容。

图 22-1 可明确展示医院医保管理部门对应的业务关系。

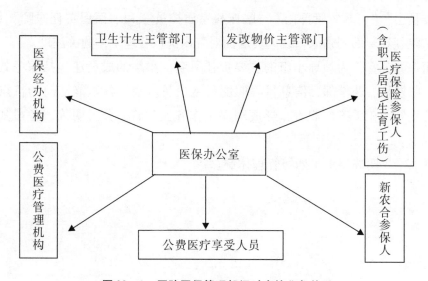

图 22-1　医院医保管理部门对应的业务关系

医院组织机构是医院的组成部分，是医院发挥管理功能和达到管理目标的要素。医院组织架构应不断更新，以适应医院的发展和功能需求。社会医疗保险制度实施以后，医疗保障对医疗服务的补偿与医院的发展关系更加密切，医院设置医疗保险管理部门是应对这一变革的基本要求。《城镇职工基本医疗保险定点医疗机构暂行管理办法》（劳社部发〔1999〕14 号）规定："定点医疗机构应配备专（兼）职管理人员。"

医院需对医保工作始终保持重视，在医院的年度工作计划、年度总结中均包含有医保工作的内容。以某省人民医院为例，2002 年医院成立了医保办公室，专门负责医院医保管理。2009 年成立社会保险事务处，2015 年更名为医疗保险处，下设医保管理科和公医管理科两个职能科室，在编人员 8 人。

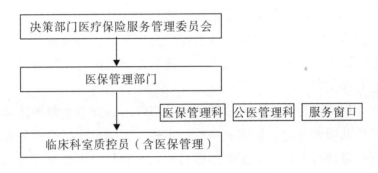

图 22 - 2　医院医保管理体系

为明确职责，确保医保管理落到实处，医院可以成立医保管理小组，建立四级管理体制。医院可就医保管理搭架四级管理模式，由"社会医疗保险服务管理委员会""行政主管部门""临床科室质控员"和"医保责任医师"组成，保证从院领导层面到临床一线人员层面对院内医保管理工作的关注度。

医保办公室作为领导小组的主要责任科室，小组的成员还包括医务处、护理部、收费科、药学部、信息科等职能科室成员。根据各职能部门的特点和权限，分别制定相关工作职责，形成医保工作齐抓共管、分工明确、各司其职的管理局面。

图 22 - 3 明确展示了四级管理体制。

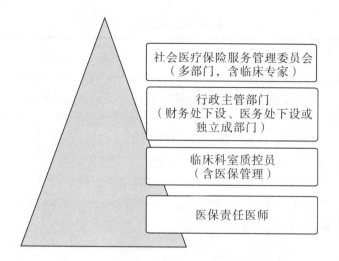

图 22 - 3　医院医保管理小组的四级管理体制

第二节　医院医保管理部门职能

以下为职能说明书模板、医保组职能说明书模板和公医组职能说明书模板：

表 22 – 1　职能说明书

部门信息	部门名称	×××	部门级别	×××
	部门属性	行政管理	直接上级	
	下属部门	医保组、公医组		
职能概述	根据国家相关政策、法规，负责医院基本医疗保险、生育保险、工伤保险、新农合（以下简称"社会医疗保险"）和公费医疗（含本院职工公费医疗）的业务管理及相关事务工作			
部门职责	职能描述			
	（1）根据国家有关政策法规，制定、健全院内社会医疗保险和公费医疗管理规章制度； （2）制定院内业务科室社会医疗保险、公费医疗的费用监控措施和考核指标，并监督、检查完成情况； （3）定期对全院社会医疗保险、公费医疗费用进行分析、反馈、汇报； （4）做好社会医疗保险、公费医疗政策及相关知识的宣传、培训、指导和咨询工作； （5）负责社会医疗保险、公费医疗病人的就医、结算等管理和协调工作； （6）审核、办理社会医疗保险、公费医疗病人的各类日常业务； （7）负责医院社会医疗保险、公费医疗三大目录的日常维护工作； （8）负责处理社会医疗保险、公费医疗患者的相关诉求（医疗投诉除外）； （9）负责处理社会医疗保险、公费医疗业务方面的来信、来访工作； （10）负责本院职工健康体检的组织、管理工作； （11）保持本部门与院内外相关部门的良好沟通协调； （12）完成医院交办的其他工作			

表 22 - 2　医保组职能说明书

部门信息	部门名称	医保组	部门级别	××××
	部门属性	行政管理	隶属部门	××××

职能概述	根据国家相关政策、法规，具体负责全院基本医疗保险、生育保险、工伤保险、新农合（以下简称"社会医疗保险"）的业务管理及相关事务工作

部门职责	职能描述
	（1）具体负责社会医疗保险的各项业务管理及事务工作； （2）根据社会保险相关法律法规，负责制定本院社会医疗保险管理的规章制度； （3）负责社会医疗保险病人的就医管理工作； （4）制定院内临床科室的社会医疗保险医疗业务考核指标； （5）督促、检查临床科室对社会医疗保险医疗、管理工作的开展和执行情况； （6）定期分析、总结、汇报、反馈临床科室医保费用情况； （7）指导、协调医院各科室做好社会医疗保险的管理及费用结算工作； （8）负责社会医疗保险的三大目录维护工作； （9）负责社会医疗保险政策的宣传、培训、咨询工作； （10）负责社会医疗保险病人的日常业务办理工作； （11）负责处理社会医疗保险患者的相关诉求（医疗方面投诉除外）； （12）负责接待、处理社会医疗保险业务方面的来信、来访工作； （13）负责与院内外相关部门的沟通协调； （14）完成上级领导交办的其他工作

表 22 - 3　公医组职能说明书

部门信息	部门名称	公医组	部门级别	×××
	部门属性	行政管理	隶属部门	×××
职能概述	根据国家相关政策、法规，具体负责全院公费医疗（含本院职工公费医疗）业务管理及职工体检管理工作			
部门职责	职能描述			
	（1）具体负责各类公费医疗管理工作； （2）根据国家公费医疗管理规定，制定医院公费医疗管理制度及实施细则； （3）指导、协调各科室的公费医疗管理工作； （4）负责公费医疗病人的就医管理； （5）监督、检查公费医疗执行情况； （6）负责公费医疗政策及规定的宣传、培训工作； （7）负责公费医疗服务的咨询工作； （8）协调公费医疗病人医疗费用结算工作； （9）负责全院职工的年度体检计划及管理工作； （10）负责处理公费医疗病人的相关诉求（医疗方面投诉除外）； （11）负责接待、处理公费医疗业务的来信、来访工作； （12）完成上级领导交办的其他工作			

（撰写人：徐力新）

第二十三章　医院医保就医管理

第一节　医保就医流程

医保参保人到达医疗机构后，应得到科学、合理并及时的就医指引。基于 2015 版各地医保政策，以广州市为例，医保就医流程如图 23 - 1 所示：

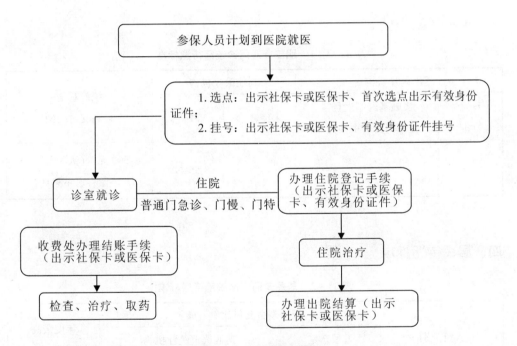

图 23 - 1　医保就医流程

注意：首次进行普通门诊（含急诊，下同）、门慢、门特就医，请按规定办理相关手续。

第二节　广州医保普通门诊统筹待遇标准

一、参保人享受待遇起始时间

参保人享受普通门诊统筹待遇与享受基本医疗保险统筹待遇同步，由PJ3系统自动记录。

二、支付范围

符合广州市基本医疗保险普通门诊统筹药品目录、诊疗项目目录范围及基本医疗保险的相关规定的普通门诊基本医疗费用。

三、职工待遇标准

表23 - 1　职工普通门诊统筹待遇标准

基层医疗机构		其他医疗机构		统筹基金最高支付限额
规定标准	实施基药制度且零差率销售的甲类药品	未经转诊	经转诊	
80%	88%	45%	55%	300元/（人·月），不滚存、不累计

四、居民待遇标准

表23 - 2　居民普通门诊统筹待遇标准

人员类别	统筹基金支付比例（%）		年度最高支付限额（元/人）
	基层选定医疗机构	其他选定医疗机构和指定专科医疗机构	
未成年人及在校学生	80	40（直接就医）	1 000
		50（经基层医院转诊）	
其他居民	60	不记账	600

注：①参保人在患病住院治疗期间，不能同时享受普通门诊统筹、门特、门慢待遇；②参保人享受门诊特定项目、指定慢性病门诊医疗保险待遇的部分，普通门诊统筹金不再重复支付；③参保人在指定的专科医院进行相应专科门诊就医不受选点限制，但疾病诊断必须符合专科门诊要求。

第三节 普通门诊统筹选点

1. 手续

参保人必须先选择 1 家基层医疗机构"小点"才能选择 1 家其他医疗机构"大点"作为其普通门诊就医的定点医疗机构。

参保人上个自然年度已办理选点手续且新自然年度不需改点的，无须重新办理选点，可直接进行门诊就医记账结算（医保信息系统自动按规定确认参保人续点）。

其他城乡居民选择 1 家基层医疗机构作为其普通门诊就医的选定医疗机构，不能选择综合医院作为选定普通门诊医疗机构。

选点成功后，可在选定医疗机构记账，待遇详见前表。广州医保已开通微信选定功能。

2. 年度内改点

普通门诊改点在每年 1 月 1 日，参保人在新年度 1 月 1 日后未在原定点医院发生普通门诊统筹记账费用的，才可拟改选新的定点医院。如参保人在原定点医院成功就医结算 1 次后，原则上本自然年度不予变更选点。但如发生户口迁移、居住地变化、工作单位变动或选定医疗机构资格变化等情形，可携带相关资料到医保局办理变更手续。选点变更即时生效，参保人员可按规定在新选定的定点医院享受普通门诊统筹待遇。

3. 选点流程

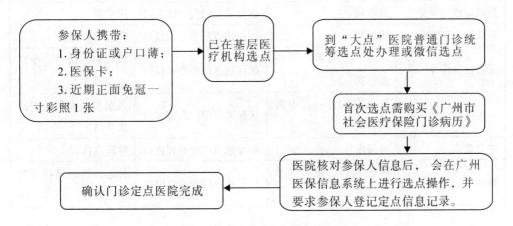

图 23 - 2 普通门诊统筹选点流程

第四节　门诊指定慢性病待遇标准

一、门诊指定慢性病相应专科药费

参保人在广州市社会保险定点医疗机构门诊就医，或按规定在指定异地医疗机构门诊就医，其发生的门诊指定慢性病相应专科药费（共20种）：

1. 指定慢性病的病种范围和就医地点

表 23 - 3　门诊慢性病指定范围

门慢疾病名称	办理门慢指定诊断科室	办理门慢地点	主要就诊治疗科室
糖尿病	内分泌科	医保选点门慢办理窗口	内分泌科
高血压病	心内科/肾内科（肾性高血压）	医保选点门慢办理窗口	心内科、肾内科、普内科、高血压冠心病慢性病门诊
心脏瓣膜替换手术后抗凝治疗	心内科、心外科	医保选点门慢办理窗口	心内科、心外科
冠心病	心内科	医保选点门慢办理窗口	心内科、高血压冠心病慢性病门诊
慢性心力衰竭（心功能Ⅲ级以上）	心内科	医保选点门慢办理窗口	心内科
类风湿性关节炎	风湿科	医保选点门慢办理窗口	风湿科
系统性红斑狼疮	风湿科	医保选点门慢办理窗口	风湿科、皮肤科
强直性脊柱炎	风湿科、骨科、中医正骨科	医保选点门慢办理窗口	风湿科、骨科、中医正骨科
膝关节骨性关节炎	风湿科、骨科、中医正骨科	医保选点门慢办理窗口	风湿科、骨科、中医正骨科
帕金森病	神经内科	医保选点门慢办理窗口	神经内科
癫痫	神经内科、儿科（神经专科）	医保选点门慢办理窗口	神经内科、儿科（神经专科）

（续上表）

门慢疾病名称	办理门慢指定诊断科室	办理门慢地点	主要就诊治疗科室
阿尔茨海默氏病	神经内科、精神科	医保选点门慢办理窗口	神经内科、精神科
脑血管病后遗症	神经内外科、心研所	医保选点门慢办理窗口	神经内外科、心研所
重症精神疾病	精神科	医保选点门慢办理窗口	精神科
慢性肾小球肾炎	肾内科	医保选点门慢办理窗口	肾内科
慢性肾功能不全（非透析）	肾内科	医保选点门慢办理窗口	肾内科
肝硬化	感染科、消化科、介入科、肝胆外科	医保选点门慢办理窗口	感染科、消化科、介入科、肝胆外科
支气管哮喘	呼吸科	医保选点门慢办理窗口	呼吸科
慢性阻塞性肺疾病	呼吸科	医保选点门慢办理窗口	呼吸科
炎症性肠病	消化科	医保选点门慢办理窗口	消化科

2. 待遇

（1）职工医保。

表 23 - 4　职工门诊慢性病待遇

人员类别	基层医疗机构		其他医疗机构	统筹基金每月最高支付限额
	规定标准	实施基药制度且零差率销售的甲类药品		
在职职工退休人员	85%	93.5%	65%	200元/病种，不滚存、不累计

（2）居民医保。

表 23 - 5　居民门诊慢性病待遇

定点医疗机构类别	统筹基金支付比例（%）	统筹基金最高支付限额	备注
"小点"	70	50元/（病种·月），不滚存、不累计	参保人最多可选择其中3个病种享受医保待遇
"大点"	50		

（3）其他。

患有多种指定慢性病的参保病人，最多选择其中 3 个病种享受相应的门诊医疗待遇。病种一经选定，在 1 年内原则上不予变更。

统筹基金支付相应门慢专科药品目录范围内的药费，非相应门慢专科目录内的药品自费。住院期间不得同时享受指定慢性病门诊医疗保险待遇。

相应门慢专科目录《广州市基本医疗保险指定慢性病门诊专科药品范围》，公布于广州市人力资源和社会保障信息网（http：//www.gzlss.gov.cn）。

第五节　门诊特定项目待遇标准

一、门诊特定项目的类别及登记（15 个）

表 23 - 6　门诊特定项目类别表

项目类别	就医地点	登记有效期	备注
尿毒症透析	指定的定点医疗机构	一年	
恶性肿瘤化疗、放疗及期间的辅助治疗		一年	如申请当年未化学治疗、放射治疗，次年申请将不获得通过
肾脏、肝脏、心脏、肺脏、骨髓移植术后抗排异治疗		一年	
血友病治疗		终身有效	
慢性再生障碍性贫血治疗		一年	
重型 β 地中海贫血治疗		一年	
慢性丙型肝炎治疗		累计 18 个月	
慢性乙型肝炎治疗		一年	
耐多药肺结核治疗		一年	
艾滋病毒感染治疗		一年	
小儿脑性瘫痪治疗		一年	
急诊留院观察	二/三级定点医疗机构		符合条件，由急诊科直接办理留院观察手续。如不符合条件，按规定使用普通门（急）诊待遇

（续上表）

项目类别	就医地点	登记有效期	备注
家庭病床	指定的定点医疗机构	90 天	
多发性硬化症	二/三级定点医疗机构	一年	
湿性年龄相关性黄斑变性	二/三级定点医疗机构	一年	

在非定点医院确诊并记账的门特医疗费用或与确诊门特项目不相关的医疗费用，统筹基金不予支付。统筹基金支付门诊特定项目基本医疗费用，应当符合本市社会医疗保险门诊特定项目药品目录及诊疗项目范围。具体门诊特定项目药品目录、诊疗项目目录公布于广州市人力资源和社会保障局门户网站（网址：http：//www.hrssgz.gov.cn）。

参保人最多只能选择三种门特病种记账使用。除恶性肿瘤放疗、化疗外，经确认的参保病人须在指定定点医疗机构中选定 1 家作为本人相应门诊特定项目治疗的选定医院。选定医院一经确定，原则上一个年度内不得变更。但参保病人确因病情需要及居住地迁移等情形需要变更选定医院的，可携带相关资料到医保局办理变更手续。

恶性肿瘤放疗、化疗最多可申请 2 家选定医疗机构，同一参保人同时进行化疗和放疗门特的选定医疗机构总数不得多于 3 家。已完成化疗、放疗的恶性肿瘤患者不属于门诊特定项目范围。恶性肿瘤放化疗的后续治疗必须与申请单一致，不得使用恶性肿瘤放化疗申请用于感冒、单纯造口护理、开补药等。如门特有效期内无放化疗，下一年度再次申请将不获得通过。

二、门诊特定项目待遇标准

表 23 - 7　门诊特定项目的待遇标准

类别	起付标准			每月最高支付限额
	在职职工	退休人员	居民	
尿毒症透析				
恶性肿瘤化疗、放疗及期间的辅助治疗				
肾脏、肝脏、心脏、肺脏、骨髓移植术后抗排异治疗				6 000 元
血友病				
慢性再生障碍性贫血治疗				6 000 元
重型 β 地中海贫血治疗				3 000 元
慢性丙型肝炎治疗				3 500 元
慢性乙型肝炎治疗				职工 600 元、居民 420 元
耐多药肺结核治疗				职工 800 元、居民 560 元
艾滋病病毒感染治疗				职工 800 元、居民 560 元
小儿脑性瘫痪治疗	职工无此待遇		无起付标准	560 元
急诊留院观察	1 600 元/（次·年度）	1 120 元/（次·年度）	1 000 元/（次·年度）	
家庭病床	400 元/期	280 元/期	300 元/期	
多发性硬化症				职工 7 100 元、居民 5 500 元
湿性年龄相关性黄斑变性				本项目按年计算限额：职工 18 000 元/年；居民 14 500 元/年；

注：最高支付限额以上费用统筹基金不予支付。

第六节　广州医保住院待遇标准

1. 住院医疗费用中，个人应负担费用

（1）自费费用；

（2）医保药品、诊疗项目、医保服务设施三个目录范围内，规定由参保人先自付比例部分以及超限额标准的费用；

（3）起付标准及以下费用；

（4）共付段自付费用；

（5）职工医保：超过重大疾病医疗补助金最高支付限额部分的费用；

（6）居民医保：超出住院检验检查费限额部分（1 500元）的费用，基金年度累计最高支付限额以上的费用；

（7）自2018年4月1日起，广州医保启动限制性用药功能。不符合限定性使用条件的药品，统筹基金不予支付。

2. 每次住院起付标准

表23-8　住院起付标准表

定点医疗机构等级	城镇职工医保		居民医保	
	在职（元）	退休（元）	未成年人及在校学生（元）	其他居民（元）
三级	1 600	1 120	500	

3. 共付段基金支付比例、个人自付比例

表23-9　共付段基金支付表

定点医疗机构等级	职工医保				居民医保			
	在职		退休		未成年人及在校学生		其他居民	
	基金支付（%）	个人（%）	基金支付（%）	个人（%）	基金支付（%）	个人（%）	基金支付（%）	个人（%）
三级	80	20	86	14	70	30	60	40

4. 住院床位费每床日结算标准

表 23 – 10　每床日结算标准表

定点医疗机构等级	普通病房（元）	监护室（元）	层流病房（元）	急诊留院观察（元）
三级	37	70	280	10

注意事项：

（1）住院治疗连续时间每超过 90 天的，须再支付一次起付标准费用；

（2）住院治疗后符合出院标准的，应及时出院。凡应出院而不按规定出院的，自定点医疗机构医嘱出院日期的次日起，所发生费用须个人支付；

（3）出院后因病情需要，符合入院标准可再入院治疗，与出院时间长短无关。

5. 统筹基金年度累计最高支付限额（封顶线）

在一个医保年度内，统筹基金支付参保人普通门诊、门特、门慢、住院、单病种医疗费用及符合计划生育政策规定的生育费用，全部纳入统筹基金年度累计最高支付限额计算。

职工累计最高限额为上年度本市在岗职工年平均工资的 6 倍，如 2018 年度职工医保最高支付限额为 591 696 元。居民累计最高限额为缴费基数的 6 倍，如 2018 年度居民医保最高支付限额为 217 170 元。

6. 职工重大疾病医疗补助待遇标准

在一个医保年度内，统筹基金支付额累计超过最高支付限额（封顶线）后，职工参保人所发生的住院及门特项目基本医疗费用，由重大疾病医疗补助基金按 95% 比例支付，门慢项目、普通门诊基本医疗费用由重大疾病医疗补助基金按相应规定的标准支付，累计最高支付限额为上年度本市在岗职工年平均工资的 3 倍。

7. 职工补充医疗保险待遇标准

足额缴纳职工补充医疗保险费的参保人，从缴费次月开始享受职工补充医疗保险待遇。在一个职工医保年度内，职工补充医疗保险参保人因病住院或者进行门诊特定项目治疗发生的符合规定范围内的医疗费用中，属于统筹基金最高支付限额以下所对应的个人自付医疗费用，累计 2 000 元以上部分由职工补充医疗保险金支付 70%。

以上两项职工待遇（重大疾病医疗补助待遇、补充医疗保险待遇）购买后，记账标准由医保系统自动计算，无须参保人另外提交申请。

8. 大病保险待遇（仅限居民医保）

城乡居民医保人员无须另行缴费，还可享受大病保险待遇，由医保系统自动计算。

（1）参保人员住院或门特治疗发生的基本医疗费用中，属于城乡居民医保统筹基金最高支付限额以下所对应的个人自付医疗费用，全年累计超过 1.8 万元以上部分由大病医保资金支付 50%；

（2）参保人员住院或进行门特治疗发生的基本医疗费用，全年累计超过城乡居民医保统筹基金最高支付限额以上部分，由大病医保资金支付 70%；

（3）参保人连续参保不满 2 年的，年度最高限额为 12 万元；连续参保 2 年以上、不满 5 年的，最高支付限额为 15 万元；参保人连续参保满 5 年的，最高支付限额为 18 万元。连续参保首年计算时间为 2015 年。

第七节　参保人就医管理

（1）参保人不得要求定点医疗机构降低入院标准入院或已达到出院标准后故意延长住院时间；

（2）参保人在患病住院治疗期间，不得同时享受普通门诊统筹待遇；参保人享受门诊特定项目、门诊指定慢性病统筹待遇的部分，统筹基金不再重复支付普通门诊统筹待遇；

（3）参保人不得伪造医疗机构的发票、费用明细清单、诊断证明等资料办理零星报销手续；

（4）参保人个人以欺诈、伪造证明材料或者其他手段骗取社会保险待遇的，由社会保险行政部门责令退回骗取的社会保险金，处以违法行为涉及金额两倍以上五倍以下的罚款；构成犯罪的，依法追究刑事责任；

（5）参保人不得将医疗保险基金支付的诊疗项目、药品、医用材料等违规转卖从中获取收益；

（6）参保人应按规定使用个人账户资金，不得使用个人账户资金支付非医疗费用或套取个人账户的现金。

第八节　个人账户

1. 个人账户注资查询

职工医保参保人从正常缴费的次月起，每月 18 日后可持医保卡到标识有

"广东银联"的自助柜员机，持社保卡到对应医保服务银行的多媒体自助终端查询，也可直接到对应医保服务银行广州市区内任一营业网点或拨打社保（医保）卡服务银行的服务电话进行查询。

居民医保参保人，不建立个人医疗账户，没有个人账户资金划入社保卡或医保卡。

2. 个人账户支付范围

参保人可使用个人账户的资金支付本人或者其直系亲属的下列费用：

在定点医疗机构就医发生的、属于个人负担的医疗费用；在定点医疗机构预防接种和体检的费用；在定点零售药店购买药品及医疗用品的费用；需个人缴交的社会医疗保险费、补充医疗保险费等费用；其他符合国家、省、本市规定的费用。

提示：参保人直系亲属使用参保人个人账户资金支付医疗费、药费时，应向定点医、药机构出示参保人医保凭证及亲属本人有效身份证件以便查核。参保人应按规定使用个人账户资金，不得采取各种违法违规手段套取个人账户资金。个人账户不等于医疗保险统筹待遇。医疗保险统筹待遇仅限本人使用，参保人不得使用本人医疗保险统筹待遇为他人支付费用。

第九节 社保卡或医保卡的使用

1. 社保卡或医保卡的使用

参保人在定点医疗机构就医时须出示有效的医疗保险凭证，在出示有效的医疗保险凭证前，就医所发生的费用全部由参保人自行承担。

急诊入院或者由于意识不清等情况不能当场出示的，应当尽快补办手续，最迟在入院 3 日内补办示证手续，家属或其他陪同人员应当配合办理相关手续。补登记医保待遇前发生的限制性用药判断标记无法修改，需自费。

2. 社保卡或医保卡挂失

社保卡挂失、补办等相关业务，可到社会保障（市民）卡中心服务网点办理（详询可查询社保卡服务网站 http：//card. gz. gov. cn，或参阅《广州市社会保障卡使用手册》）。医保卡挂失、密码挂失、损坏卡重制等相关业务，到相应医保服务银行广州市区内相应协议银行任一营业网点办理。社保卡服务电话：12343。

社保卡或医保卡遗失或重制期间，可暂凭挂失证明或重制卡回执及本人有效身份证件就医。

第十节　跨省异地医保

一、跨省异地就医直接结算

跨省异地就医直接结算是指参保人员办理异地就医备案，并且选择在人社部公布的跨省异地就医住院费用直接结算定点医疗机构（以下简称"跨省异地就医定点医疗机构"）就医，发生的符合规定的住院费用，可由医疗机构记账结算，参保人只需支付个人负担的费用。

二、跨省异地就医备案的办理

参保人办理跨省异地就医备案时，需符合参保地医疗保险异地就医相关规定。具体规定及办理所需资料，可登录全国医保联网信息查询系统http：//si. 12333. gov. cn。

三、跨省异地就医定点医疗机构的记账结算要求

参保人在选定的跨省异地就医定点医疗机构记账结算时，需出具本人的二代社会保障卡以及办理跨省异地就医备案时领取的《异地就医备案登记表》，持有一代社会保障卡或医保卡的参保人，需至参保地社会保障卡服务中心各服务网点申请或领取二代社会保障卡（拨打 12343、12345 热线咨询）。

四、跨省异地就医定点医疗机构的记账结算政策

参保人在跨省异地就医定点医疗机构就医，可记账结算的费用目前仅限于普通住院费用，其医疗保险药品目录、诊疗项目和医疗服务设施范围及标准（以下简称"三个目录"）按照就医地（指跨省异地就医定点医疗机构所属统筹区）社会医疗保险有关规定的范围、标准以及个人先支付费用比例（或标准）执行；待遇标准按本市社会医疗保险有关支付标准执行。

参保人因不同意三个目录按就医地的相关规定执行的，可自费结算相关费用后，按原办法办理报销手续，三个目录按本市相关规定执行；但已记账结算的，不再办理因三个目录差异造成的差额费用报销手续。参保人在跨省异地就医定点医疗机构就医发生门特、门慢费用，仍需按原办法回参保地办理报销手续。

第十一节　广东省内异地医保

目前广东已经全面实现省内异地就医直接结算，相当于为省内异地就医的群众搭建了绿色通道，既省时又省力。具体流程见图23-3。

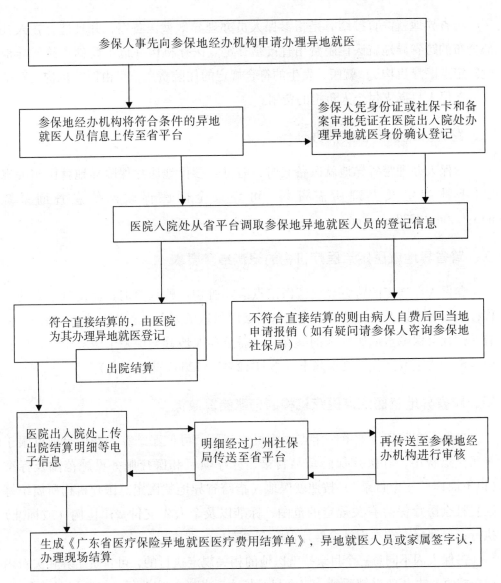

图23-3　广东省异地就医人员住院就医和结算流程

但是省内各地医保实行属地管理原则，关于异地就医以及费用报销的政策规定和所需资料各有不同，建议向参保地医保经办部门详询。

异地就医参保人出院时，按规定应当由参保人个人负担的医疗费用由参保人与医疗机构结算，属于医疗保险基金以及补充等保险金支付的费用，由就医定点医疗机构先行记账，再由省社保局与其按月结算，按年清算。

（撰写人：欧凡）

第二十四章　医院医保经济分析

2017 年 6 月 28 日，国务院办公厅印发《关于进一步深化基本医疗保险支付方式改革的指导意见》（以下简称《指导意见》），对下一步全面推进医保支付方式改革做出部署。

《指导意见》明确指出医保支付方式改革的主要目标：2017 年起，进一步加强医保基金预算管理，全面推行以按病种付费为主的多元复合支付方式。国家选择部分地区开展按疾病诊断相关分组（DRGs）付费试点。到 2020 年，全国范围内普遍实施适应不同疾病、不同服务特点的多元复合式医保支付方式，按项目付费占比明显下降。

改革的主要内容包括以下五个方面：

一是推进医保支付方式分类改革，实行多元复合支付方式。针对不同医疗服务的特点，推进医保支付方式分类改革。对住院医疗服务，主要按病种、按疾病诊断相关分组付费，长期、慢性病住院医疗服务可按床日付费；对基层医疗服务，可按人头付费，积极探索将按人头付费与慢性病管理相结合的支付方式；对不宜打包付费的复杂病例和门诊费用，可按项目付费；探索符合中医药服务特点的支付方式。

二是重点推行按病种付费。原则上对诊疗方案和出入院标准比较明确、诊疗技术比较成熟的疾病实行按病种付费，逐步将日间手术以及符合条件的中西医病种门诊治疗纳入按病种付费范围。建立谈判协商机制，合理确定中西医病种付费标准。

三是开展按疾病诊断相关分组（DRGs）付费试点。

四是完善按人头、按床日等付费方式。推进门诊统筹按人头付费，可从治疗方案标准、评估指标明确的慢性病入手。对于精神病、安宁疗护、医疗康复等需要长期住院治疗且日均费用较稳定的疾病，可采取按床日付费。

五是强化医保对医疗行为的监管。完善医保定点协议管理，全面推开医保智能监控，将医保监管从医疗机构延伸到医务人员的医疗服务行为，实现监管重点从医疗费用控制转向医疗费用和医疗质量双控制。有条件的地方医保经办机构可以按协议约定向医疗机构预付一部分医保资金，支持医疗机构运行。

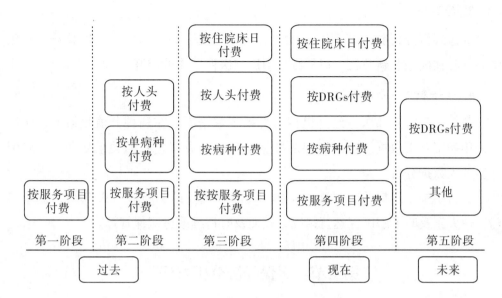

图 24-1   我国医疗保险支付方式改革图

图 24-1 向我们展示了从 1998 年我国启用医疗保险后，其支付方式的历史演变过程。医院医保管理的核心之一就是如何适应医疗保险支付方式改革。建议医院围绕"安全和效益"的原则，将经济分析的理论和手段运用到医保管理中。医保经济分析不仅是医院运营管理和决策的需要，也是政府部门和医保经办机构提供决策依据和制定政策的需要。

第一节　医保经济分析工作流程

1. 分析周期设计

分析周期设计就是对一个时期如年度、季度、月度分析的宏观计划安排。这是分析工作的关键，主要包括明确分析目标、分析资料的范围，应用分析技术与手段，分析质量控制，各种分析表格的设计、各种资料收集归纳整理计算的具体时间、分析工作的学术拓展等。

2. 数据收集归纳

绩效评价、医保考核、医院等级评审等项目对医保分析数据有明确的要求。日常分析工作应分工明确，准确、及时地完成统计要求。资料应统计归纳、分类整理。对有疑问或有明显错误的原始数据认真审核后方可使用。充分发挥图表的作用，让图表说话。

3. 经济分析

通过经济分析能了解到医院的主要工作情况、医保结构、发展趋势、超额结余、存在问题和新政策，以持续指引医院医保工作的展开。

4. 数据来源与分析去向

数据来自医院和医保经办机构信息系统数据库。在病种分值政策下，还需要使用病案首页数据。医院医保的数据量巨大，数据之间的关系复杂，是名副其实的大数据分析。

分析结果采用口头、书面或院内 OA 等形式反馈给行政管理部门、临床部门，使大家及时了解医保运行情况，以便及时持续改进医保管理。

第二节　医保经济分析方法①

一、结构分析法

结构分析法是指对经济系统各组成部分及其对比关系变动规律的分析。如国民生产总值中三种产业的结构及消费和投资的结构分析、经济增长中各因素作用的结构分析等。结构分析主要是一种静态分析，即对一定时间内经济系统中各组成部分变动规律的分析。

二、住院结构分析

以某院某季度为例，联网医保公医业务与去年同比，出院人次增长 16%，住院收入增长 27%。

（1）出院病人 20 000 人次，占全院出院总人次的 65%，同比增长了 16%；住院业务收入 60 000 万元，占全院住院总收入的 70%，同比增长了 27%；

（2）次均费用 30 000 元，同比增加了 2 700 元，升幅达 8%；

（3）药比 28%，基本与去年同期持平；

（4）材料比 34%，同比略有下降。

图示法展示如下：

---

① 本小结数据均为医院内部数据。为了保密，已对数据进行过滤处理，有可能造成文字、图、表之间数据的不一致。请读者谅解。

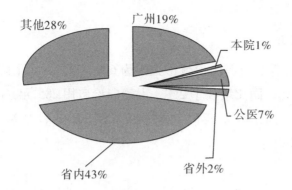

图 24 - 2　某院某季度住院结构分析图

表示法展示如下：

表 24 - 1　某院某季度住院结构分析表

项目		广州	深圳	广铁	本院	公费医疗	省内异地	跨省异地
出院人次	某季度	5 874	239	8	198	2 161	11 961	6
	全院占比（%）	18.73	0.76	0.03	0.63	6.89	38.14	0.02
	上年同期	5 727	738	279	177	2 163	8 413	
	全院占比（%）	19.11	2.46	0.93	0.59	7.22	28.07	
	增长额	147	-499	-271	21	-2	3 548	6
	增长率（%）	2.57	-67.62	-97.13	11.86	-0.09	42.17	
次均住院费用（元）	某季度	28 683	25 659	45 068	27 548	46 860	34 034	79 247
	上年同期	26 648	29 036	29 110	27 389	43 615	30 922	
	增长额	2 035	-3 376	15 957	159	3 244	3 111	79 247
药比（%）	某季度	23	25	47	34	45	27	3
	上年同期	24	28	28	37	43	26	
	增长额	-0.82	-2	19	-3	1	0.67	3
材料比（%）	某季度	38	41	7	18	14	37	79
	上年同期	37	36	37	15	15	39	
	增长额	0.96	4	-29	3	-1	-2	

三、门诊结构分析

某季度广州医保、公医门诊就诊人次为 600 000，同比下降了 2%；门诊总收入为 17 000 万元，同比增长了 2%，人均门诊费用 285 元，同比增加了 5%，门诊药比为 70%，同比略有下降，具体情况如图 24 - 3 和表 24 - 2 所示。

图示法展示如下：

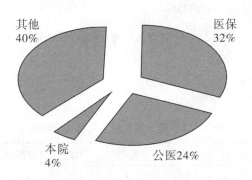

图 24 - 3　某季度门诊结构分析图

表示法展示如下：

表 24 - 2　某季度门诊结构分析表

项目		广州医保	公费医疗	本院	三项合计
门诊就医人次	本季度	270 000	270 000	50 000	600 000
	全院占比（%）	27.43	26.82	5.25	59.51
	同比季度	271 600	292 300	47 000	611 000
	全院占比（%）	26.14	28.12	4.53	58.79
	增长额	-1 600	-22 300	3 000	-11 000
	增长率（%）	1.14	-8.11	11.82	-2.46
门诊收入（万元）	本季度	10 700	5 300	1 000	17 000
	全院占比（%）	25.82	12.76	2.47	41.05
	同比季度	10 300	5 400	900	16 600
	全院占比（%）	26.17	13.82	2.2	42.18
	增长额	400	-100	100	400
	增长率（%）	4.25	-2.47	18.67	2.8

（续上表）

项目		广州医保	公费医疗	本院	三项合计
人均门诊费用（元）	本季度	400	200	200	300
	同比季度	378.56	185.81	183.61	271.34
	增长额	21.44	14.19	16.39	28.66
	增长率（%）	3.08	6.14	6.12	5.4
门诊药比（%）	本季度	72.64	67.94	66.82	70.83
	同比季度	72.42	70.56	69.18	71.64
	增长额	0.22	−2.62	−2.36	−0.81

针对某医保特有的普通门诊、专科、门慢、门特，还要进行更深入的分析。

表24-3　某季度门诊基本数据

项目		普通门诊	专科门诊	门慢	门特	合计
门诊就医人次	本季度	140 800	49 800	64 700	19 500	274 800
	全院占比（%）	14.05	4.98	6.46	1.95	27.43
	同比季度	144 400	47 800	62 200	17 200	271 600
	全院占比（%）	13.89	4.6	5.99	1.66	26.14
	增长额	−3 600	2 000	2 500	2 300	3 100
	增长率（%）	−2.5	4.21	3.92	13.04	1.14
门诊收入（万元）	本季度	4 100	1 300	2 100	3 200	10 700
	全院占比（%）	9.79	3.14	5.14	7.75	25.82
	同比季度	3 900	1 400	1 900	3 000	10 300
	全院占比（%）	9.93	3.64	4.93	7.67	26.17
	增长额	200	−100	200	200	400
	增长率（%）	4.17	−8.93	10.27	6.74	4.25
人均门诊费用（元）	本季度	300	300	300	1 700	400
	同比季度	300	300	300	1 700	400
	增长额	0	0	0	0	0
	增长率（%）	6.84	−12.62	6.12	−5.58	3.08
门诊药比（%）	本季度			94.69	78.15	72.64
	同比季度			94.07	75.09	72.42
	增长额			0.62	3.06	0.22

四、趋势分析

近年来，国务院对全国异地联网就医结算的工作非常重视。跨省异地联网结算，是 2018 年国家的重点民生工程。自 2016 年 8 月起，某医院作为广州市第一批跨省联调医院之一，医院领导高度重视，医保处与医院各职能部门通力合作，经过前期的大量准备工作，该院顺利完成异地就医联网结算的测试工作。

广州市有大量外地人员在广州就业定居，中国人秉承孝道文化传统，大部分父母退休后跟随子女到广州居住，以前生病就医须自费后再回参保地报销，办理报销手续繁杂且需时很长，异地看病困扰患者多年，很多病患对异地医保实时联网结算是非常渴望的。现在跨省异地就医结算的开展和实现，对民众来说是一件大好事，大大减轻了病人的经济压力，同时也享受到大医院的优质医疗资源。

为此，对异地就医人数的监控十分有必要。一般情况下，采用趋势分析法，例如环比增长率或者结算人数趋势图。

表 24 – 4　2014 年至 2017 年异地就医联网结算环比增长率

（单位:%）

	2014 年	2015 年	2016 年	2017 年
出院人次	56	16	53	13
住院收入	63	21	52	14

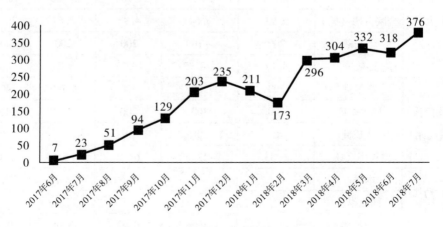

图 24 – 4　跨省异地就医联网结算人次趋势图

第三节　按医疗保险支付方式分析

医保支付方式通常指医疗保险费用支付的途径和方法。不同的支付方式对医院的行为会产生不同的影响。

一、按次均费用定限额

按次均费用定限额也可称为按服务人次付费，由医保经办机构与医院事先确定每一门诊人次和住院人次的平均定额标准，根据固定时间段内医院实际的次均费用与定额标准进行结算。当实际平均费用低于定额标准时，按实际发生费用结算；而当实际平均费用高于定额标准时，则先按定额标准结算，对于超出定额标准部分，符合规定条件的，由医、保双方按一定比例进行分担。

优点：主要在于简单易行，管理要求不高，有利于医疗保险机构的监督与审核，并能够达到医院主动节约，费用控制比较有力，抑制医疗费用的不合理增长的效果，在定额标准合理的情况下也不影响医疗质量。

缺点：使医院可能通过分解医疗服务项目、不合理增加住院人次、降低服务质量等手段以获得更多的收益，也不利于选择正确的治疗方式和开展医疗新技术。就广州医保来说，按次均费用定限额结算延续了很多年。

1. 门诊次均费用限额分析

广州居民与职工参保人，在选择门诊就医时，医院结算标准均有额度限制：①每名职工门（急）诊限额标准为300元每月，不累计；②居民分为老年人与未成年人，每名老年人限额标准为600元每年，未成年人则为1 000元每年。但结算标准与实际支付医院数额具有差异，职工按每人600元每年进行结算，居民按每人160元每年进行结算。

表24 - 5　门诊参保人与医院结算标准对比

结算标准	支付参保人	报销比例	支付医院
职工门（急）诊	300元/人次/月，不累计	转诊55%、没转诊45%	600元/年
居民门（急）诊	（老年人）600元/人次/年、（未成年）1 000元/人次/年	转诊50%、没转诊40%	160元/年

上表充分展示了医保局给参保人与医院的统筹金最高支付标准的差异。如果一个职工参保人一年中每个月都在普通门诊开药300元（医保局予以支付），那么一年的费用就是3 600元，而医保局只需向医院支付600元。

控制门诊费用的关键指标是选点人头数量及选点人头年均费用。为了合理控制门诊费用，医院可以在医生进行门诊时从电脑操作系统方面设置药品金额控制。经过系统控制，门诊指标在2014年至2017年基本未出现超额现象，详细数据可见下图：

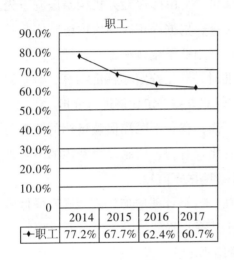 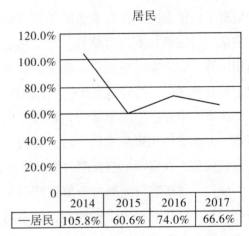

图 24 - 5　2014—2017 年门诊超额趋势图

医院每个月都要及时统计门诊费用。如表24 -6所示，居民普通门诊统筹已达到52.3%，同比虽下降了7.3%，但仍超过应完成进度。居民普通门诊统筹的超额使得压力加大，因此居民普通门诊是门诊控费的重点方向。

表 24 -6　某半年末普通门诊统筹定点人均记账

	定点人数（人）	累计定点人头记账（元）	年度门诊限额（元）	累计半年记账占限额比例（%）
职工	58 996	250. 18	600	41. 70
上年同期	54 852	262. 12	600	43. 70
居民	5 307	83. 71	160	52. 30
上年同期	5 531	95. 31	160	59. 60

2. 住院次均费用限额分析

住院部分，由于涉及的结算待遇类型多，广州医保是使用基本医疗保险费用与医院结算，在考虑不计定额人次的影响之后，应每月度及时做好各结算待遇类型的进度情况。计算公式如下：

基本医疗保险费用＝医疗总费用－全自费－乙类部分项目自付

表24－7　某年某医院医保住院次均费用限额分析表

	定额人次	基本医疗保险费用（万元）	人均医保费用（元）	人均结余/超额（元）	总结余（万元）	总超标（万元）
普通住院	5 515	7 111	12 895	－495		－273
恶性肿瘤	1 466	2 666	18 185	815	120	
指定内镜	259	416	16 056	－2 056		－53
心血管	1 497	4 549	30 390	－3 390		－507
PCI（个）	423	1 257	14 766	234	10	
骨科材料	63	290				－3
骨科医疗	63	290				－8
人工晶体	335	213	6 352	－352		－12
血透	1 901	1 587	8 350	150	28	
腹透	361	228	6 315	1 385	50	
精神专科	52	69	13 192	－192		－1
合计	11 935				208	－857

基于上表的分析，可得到如下结论：

①普通住院及心血管均超额严重，医院应及时启动费用监控；

②恶性肿瘤结余较多，若考虑其他因素，实际结余将会减少；

③指定内镜病种超额，该结算方式2017年已被取消，超额无法弥补，应进行原因分析。

二、单病种付费

单病种付费计算属于按病种付费的范畴，是以疾病诊断为基础的付费方式，将医疗服务全过程视为一个单元，按照事前确定的医疗费用标准对医疗机构进行补偿，而不再是按诊疗过程中实施的每个服务项目进行支付，实际支付额与每个病例的"病种"有关，而与治疗的实际成本无关。

优点：在这种支付方式下，如果治疗成本超过了病种支付标准，医院就会亏损。因此，医院在提供服务之前必须考虑所提供的服务是否必需和适宜，这也促使医院主动寻求最合理的治疗流程，主动避免大处方、重复检查以及一些不必要的昂贵检查和贵重仪器的使用等，从而达到降低经营成本、提高工作效率的目的。

缺点：疾病有其复杂性，很多人特别是老年人有多器官并发症，合并症，按单一病种付费，将可能导致医疗机构因补偿不足，要求病人多次入院，每次仅治疗一个病种。

作为医改的配套政策，从 2017 年 6 月 1 日起，广州医保正式推出 32 个指定手术单病种及 116 个按病种付费病种，以开展按病种付费结算业务。结算政策为按月度结算，各病种之间的超额和结余不对冲。

三、总额预付

总额预付是由医保经办机构在年初按照上年基金使用情况计算，事先确定年度预算总额，在该年度内，医院的医疗费用全部在总额中支付，结余部分留存，超支不补。一些人认为总额预付制有医疗机构的协商机制，事实上并没有。

优点：保证了医保经办机构基金总额不超支，不会造成医保基金赤字，手续简便，管理成本较低。

缺点：对时间和费用变化的适用性较差，医院可能出现医疗服务提供不足或超量而造成医疗服务质量下降的现象，甚至可能在年底推诿病人。

例如：东莞医保 2016 年以前是按自然年度进行结算的，总额预付 4 000 万元。按某年的协议，最佳目标值：记账金额 95%，记账率 45%。医院应在年初制订好月度计划，以避免到年底出现超额或业务量不足。

表 24 - 8   东莞医保某年度总额预付月度监控表

时间	人次	记账金额（万元）	当月记账率（45%）（%）	当月占年度总目标完成率（%）	累计完成率（%）	当月计划服务量	当月结余（万元）
1 月	278	317.98	46.51	7.39	7.39	318.05	0.07
2 月	143	209.28	51.94	4.87	12.26	209.58	0.30
3 月	226	356.57	52.10	8.29	20.55	359.24	2.67
4 月	215	346.26	48.69	8.05	28.61	363.51	17.25

（续上表）

时间	人次	记账金额（万元）	当月记账率（45%）（%）	当月占年度总目标完成率（%）	累计完成率（%）	当月计划服务量	当月结余（万元）
5月	222	339.90	48.90	7.90	36.51	333.09	-6.81
6月	198	274.16	49.10	6.38	42.89	351.17	77.00
7月	239	358.04	53.48	8.33	51.21	360.17	2.13
8月	227	315.04	49.20	7.33	58.54	376.25	61.22
9月	228	368.55	50.91	8.57	67.11	389.14	20.58
10月	176	260.45	48.25	6.06	73.17	350.38	89.93
11月	220	296.69	50.30	6.90	80.07	429.31	132.62
12月	246	403.37	50.04	9.38	89.45	460.10	56.74
合计	2 618	3 846	49.92	89.45	89.45	4 300.00	453.72

按医保业务运行情况，医院已完成本年度总业务量42%，记账率49%。

四、按服务项目结算

按服务项目结算是指医保经办机构根据医疗机构向参保人提供的医疗服务的项目和服务数量，按照每个服务项目的价格向医疗机构支付费用的方式。按服务项目结算属于后付制，具体地说，它是根据医疗机构报送的记录病人接收服务的项目（如治疗、检查、药品等），向医疗机构直接付费。

优点：按服务项目结算在医疗保险中最为传统。这种支付方式的优点主要是实际操作简便，适用范围较广，医院提供医疗服务的积极性高，病人的医疗服务可以得到较好保障。

缺点：由于医院收入同提供医疗服务量挂钩，会导致医院提供过度医疗服务。

目前，异地医保联网多采用按服务项目结算的方式。

1. 广东省内异地医保联网

表 24-9　某季度省内异地医保联网结算累计表

地区	序号	地区	人次	住院总费用（元）
珠三角地区	1	深圳市	1 564	48 000 000
	2	珠海市	345	9 000 000
	3	佛山市	1 711	62 000 000
	4	东莞市	1 000	32 000 000
	5	中山市	153	6 000 000
	6	江门市	628	24 000 000
粤东	7	汕头市	1 774	57 000 000
	8	潮州市	969	29 000 000
	9	揭阳市	1 792	63 000 000
	10	汕尾市	2 396	80 000 000
	11	河源市	1 656	50 000 000
	12	惠州市	1 538	52 000 000
	13	梅州市	1 296	43 000 000
粤西	14	湛江市	533	19 000 000
	15	茂名市	620	21 000 000
	16	阳江市	864	27 000 000
	17	云浮市	252	10 000 000
粤北	18	清远市	1 437	48 000 000
	19	韶关市	613	18 000 000
	20	肇庆市	1 080	37 000 000

五、按病种分值付费

　　根据广州市人社局、卫计局、财政局下发的《关于开展广州市社会医疗保险住院医疗费用按病种分值付费工作的通知》（穗人社发〔2017〕70号），广州市于2018年1月1日起实行住院按病种分值付费结算，原有"协议总额、次均费用定额"双控政策取消。

　　具体地说，原有的普通住院、恶性肿瘤、心血管、PCI、116个病种次均费用等结算方式取消，全面实行按病种分值付费。详见表24-10：

表 24 – 10　广州医保新旧结算政策对比（2018 年 1 月 1 日）

待遇类型	结算项目	具体项目	原结算方式	2018 年结算方式
住院	普通住院	普通住院	按年度人次平均费用定额或服务项目结算	按病种分值付费
		结核病	按年度人次平均费用定额结算	按病种分值付费
		精神病	按年度床日平均费用定额结算	按病种分值付费
		城居生育住院	按年度人次平均费用定额结算	按病种分值付费
	指定结算项目	床日限额结算项目	按年度床日平均费用限额结算	按病种分值付费
		恶性肿瘤限额结算项目	按年度人次平均费用限额结算	按病种分值付费
		精神病急性期住院限额结算	按年度人次平均费用限额结算	按病种分值付费
		心血管限额结算项目	按年度人次平均费用限额结算	按病种分值付费
		综合 ICU 住院	按年度人次平均费用定额和服务项目结算	按病种分值付费
	按病种付费	116 个按病种付费病种	按月度人次平均费用限额结算	按病种分值付费
单病种	单病种	指定手术单病种	按月度人次平均费用限额结算（附后）	保留
		单眼人工晶体植入	按月度人次平均费用限额结算	保留
		双眼人工晶体植入	按月度人次平均费用限额结算	保留

（续上表）

待遇类型	结算项目	具体项目	原结算方式	2018 年结算方式
门诊	普通门诊	普通门诊	年度人数平均限额（职工 600 元/年，居民 160 元/年）	保留
	门诊指定慢性病	门诊指定慢性病	按服务项目	保留
	门诊特定项目	尿毒症肾透析（血透/腹透）	月度人数平均定额	保留
		家庭病床	年度人次平均限额	保留
		其他门特项目	按服务项目	保留

1. 定义

按病种分值付费是按不同病种医疗费用之间的比例关系，给每一住院病种确定相应的分值，客观体现医疗耗费成本高低和多少的情况，根据每月出院病人的病种构成情况及每一病种出院人次计算出总分值，作为费用偿付结算依据的医保付费方式。

医保"定工分"，医院"挣工分"。每个分值等于多少钱是不确定的，它取决于当期统筹基金的可分配总量和各定点医院当期的分值总量。

根据广州市政策（穗人社发〔2017〕70 号），按病种付费流程如下：

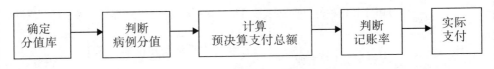

图 24 - 6　按病种分值付费财务流程

2. 病种及分值的来源

病种的分值以病人出院时的临床主要诊断（即第一诊断）确定的病种名称来确定。

病种的医疗费用数据来源于当地历史实际发生的平均人均住院费用，除以固定的参数折合成分值，使"分值"综合地反映出各病种在一定技术条件下的诊疗工作量（成本），医院和专科医生将根据近年的医疗实践给予修正。

（1）病种分值库确定方法。

根据定点医疗机构一定时期出院病例的临床主要诊断编码（ICD - 10 国标版）与结合手术与操作编码（ICD - 9 - CM - 3 广东省版），筛选出有关病种。《广东省基本医疗保险按病种分值付费的病种参考目录》（广东省人力资源和社会保障厅印制）覆盖的病种应纳入广州市按病种分值付费病种范围。

未能纳入上述目录的病种（也称无分值病种）视为综合病种。

例：同一疾病，不同治疗方式对分值有影响

表 24 - 11　K40.9 各诊治方式分值对比表

ICD - 10 亚目	疾病名称	诊治方式	分值	次均费用
K40.9	单侧或未特指的腹股沟疝，不伴有梗阻或坏疽	保守治疗	62	5 022
K40.9	单侧或未特指的腹股沟疝，不伴有梗阻或坏疽	传统手术	96	7 776
K40.9	单侧或未特指的腹股沟疝，不伴有梗阻或坏疽	微创手术	134	10 854

（2）基准病种及其分值的确定。

由广州市医保局在全市定点医疗机构近三年社会医疗保险住院病例中选择一种普遍开展、临床路径明确、并发症与合并症少、诊疗技术成熟且费用相对稳定的病种作为基准病种，基准病种分值设为 1 000 分。

例如：长沙的基准病种选定为"急性阑尾炎"、中山选定为"胆囊结石"、广州选定为"急性阑尾炎伴腹腔镜手术"。

（3）确定各病种分值。

根据各病种及基准病种的次均医疗总费用，对照基准病种分值计算各病种分值：

各病种分值＝各病种次均医疗总费用÷基准病种次均医疗总费用×1 000。

各病种每床日分值＝各病种床日平均医疗总费用÷基准病种次均医疗总费用×1 000。

（4）确定费用偏差病例分值。

对特别的病例给予足够的关注，是符合管理学原理例外原则的，也是非常规性问题要给予关注的管理要求，这更加体现了病种分值结算的科学性。

特殊病例虽然所占比例很少，但在结算中十分关键，如果不能客观地给予特别结算，个别病例就会产生矛盾、纠纷，往往直接指向医保的付费方式，而矛盾的爆发甚至关系到整个病种分值结算办法的实施成败。

广州医保对特殊病例的界定是：当病例医疗总费用为该病种上一年度同级别定点医疗机构次均医疗总费用的50%以下或2倍以上时，将被视为费用偏差病例。其病种分值计算公式为：

费用在50%以下的病例病种分值＝该病例医疗总费用÷上一年度同级别定点医疗机构该病种次均医疗总费用×该病种分值

费用在2倍以上的病例病种分值＝［（该病例医疗总费用÷上一年度同级别定点医疗机构该病种次均医疗总费用－2）＋1］×该病种分值

（5）举例。

基准病种次均费用为11 000元，其分值为1 000分。急性胆囊炎保守治疗病种分值为600分，该病种的同级别次均费用为8 500元。急性胆囊炎手术治疗病种分值为1 200分，该病种同级别次均费用为15 000元。

参保人张三因患急性胆囊炎在A医院住院，因病情加重转往B医院进行手术治疗。

【例1（低于50%）】张三在A医院发生医疗总费用为3 000元。分值计算如下：

该病例在医院费用＜同级别平均费用的50%，属于费用偏差病例范围。

A医院该病例分值计算：3 000÷8 500×600＝212（分）

【例2（高于200%）】张三在B医院手术，发生医疗总费用为35 000元。

该病例在B医院费用＞同级别平均费用2倍，属于费用偏差病例范围。

B医院该病例分值计算：［（35 000÷15 000－2＋1）］×1 200＝1 560（分）

【例3（50%至200%）】某病种一段时期内全市医疗保险次均医疗总费用为12 000元，基准病种次均费用为11 000元，其分值为1 000分。该病种分值计算公式为：

该病种分值＝（12 000÷11 000）×1 000＝1 091（分）

故该病种在《病种分值表》中的分值为1 091分。

表 24 - 12 各费用区间分值对比表

		50%以下	50%～100%	100%～200%	200%以上
医保局公布分值库及测算费率	计算公式	住院实际费用÷该病基准费用×该病基准分值			［（住院实际费用÷该病基准费用）－ 2 + 1］×该病基准分值
	基准分值	600	600	600	600
	基准次均医疗费用	8 500	8 500	8 500	8 500
	每分费用（元）	8 500÷600 = 14.17	8 500÷600 = 14.18	8 500÷600 = 14.19	8 500÷600 = 14.20
医院实际费用	病人住院费用（元）	4 000	4 500	10 000	20 000
	得到的分值	4 000÷8 500×600 = 282.35	标准分值 600分	标准分值 600分	［（20 000÷8 500 - 2 + 1）］×600 = 811.76
	医保局支付费用（元）	282.35 × 14.17 = 4 000元，据实支付	标准分值 8 500	标准分值 8 500	811.76 × 14.17 = 11 500
	结余	0	8 500 - 4 500 = 4 000	8 500 - 10 000 = - 1 500	11 500 - 20 000 = - 8 500

（6）权重系数。

不同医院应设置不同的权重系数，以调节医疗服务成本付出的差别：如将三级医院确定为"1"，那么二级医院可为"0.85"，一级医院可为"0.6"，其中专科医院的专科病种为"1"。以该病种分值乘以系数得出折合分值。不同医院的不同系数可以由以往的各级医院次均费用结合临床成本核算来确定。

不同医院的不同病种也应设置权重系数，用于引导分级诊疗。

市人力资源社会保障局在征求市卫生和计划生育委员会及市财政局意见后，确定病种分值付费病种分值表和定点医疗机构权重系数，并由市人力资源和社会保障部门负责组织编制。

需综合考虑定点医疗机构级别、病种结构、功能定位等因素，确定权重系数。病种分值表和权重系数清算年度内不作调整。次年需调整的，按前述规定执行。

当年为新增定点医疗机构的，权重系数由医保经办机构按同级别同类型定点医疗机构的最低档执行。

（7）月度预结算。

以各定点医疗机构当月申报中纳入按病种分值付费结算范围内病例发生的统筹基金记账金额为基数，由医保经办机构按照95%的比例预拨付给各定点医疗机构。

（8）年度清算。

①清算范围：清算期间为每年1月1日至当年12月31日，所有病例以费用结算数据和病案首页数据均上传完成时间为准。

②各定点医疗机构年度分值和全市病种每分值费用：

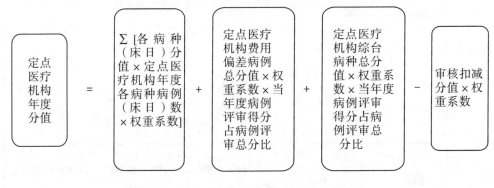

图24-7　各定点医疗机构年度分值计算方式

全市病种每分值费用 = 全市年度按病种分值付费住院医疗总费用总额 ÷ 全市定点医疗机构年度分值总和

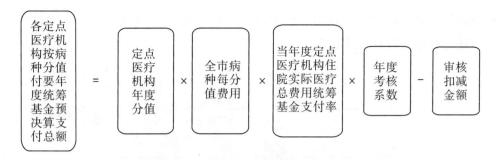

图 24 – 8　各定点医疗机构年度清算预结算公式

当年度定点医疗机构住院实际医疗总费用统筹基金支付率 = 当年度纳入按病种分值付费范围参保人员在该定点医疗机构住院发生的实际记账费用总额÷当年度纳入按病种分值付费范围参保人员在该定点医疗机构住院发生的实际医疗总费用总额

当年度各定点医疗机构纳入按病种分值付费范围内的参保人员住院发生的实际记账费用，其总额在各定点医疗机构按病种分值付费年度统筹基金预决算支付总额80%以下的，各定点医疗机构按病种分值付费年度统筹基金决算支付总额，应当为纳入按病种分值付费范围内参保人住院发生的实际记账费用总额减去审核扣减金额。

在80%～100%（含80%和100%）的，各定点医疗机构按病种分值付费年度统筹基金决算支付的总额，应当等于各定点医疗机构按病种分值付费年度统筹基金预决算支付总额。

在100%以上的，各定点医疗机构按病种分值付费年度统筹基金决算支付总额，应当等于各定点医疗机构按病种分值付费年度统筹基金预决算支付总额加上各定点医疗机构按病种分值付费调节金。

各定点医疗机构按病种分值付费调节金按以下规定支付：

当年度各定点医疗机构纳入按病种分值付费范围的参保人员住院所发生的实际记账费用总额，与各定点医疗机构按病种分值付费年度统筹基金预决算支付总额两者之间的差额，在各定点医疗机构按病种分值付费年度统筹基金预决算支付总额10%（含10%）以内的部分，由全市年度按病种分值付费调节金支出总额根据各定点医疗机构前述差额70%的标准来支付相应的调节金费用；两者差额超过各定点医疗机构按病种分值付费年度统筹基金预决算支付总额10%以上的部分，不纳入调节金计算范围。

当全市各定点医疗机构按病种分值付费调节金累计金额大于全市年度按病

种分值付费调节金支出总额时，由全市年度按病种分值付费调节金支出总额根据前述计算结果按比例支付。

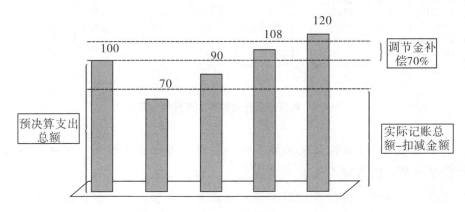

图 24 - 9　各定点机构年度清算预决算支出总额图

③各定点医疗机构按病种分值付费年度清算统筹基金支付金额。

各定点医疗机构按病种分值付费年度清算统筹基金支付金额 = 各定点医疗机构按病种分值付费年度统筹基金决算支付总额 - 月度预结算金额

（9）医院管控小结。

①科室：合理控制成本，控制高值耗材的使用；

②科室重视病案首页质量"准、齐、全"；

③医院总控制目标。

医院实际记账费用总额控制在按病种分值付费年度统筹基金预决算支付总额的 80% ~ 100%，原则上不超过 110%。

第四节　医保质量控制指标

医保工作是以医疗质量为基础的。为了加强医保质量控制、提高院内医保管理水平，医院应针对近几年来医保通报的市内违规案例及原有存在的问题进行持续改进，可探索制定临床科室医保质控评价体系。

表 24-13　临床科室医保质控评价体系

序号	考核项目	考核内容	评分标准
1	配合医保工作	（1）是否积极配合医疗保险管理部门的考核	①不按政策及协议的要求配合医疗保险管理部门进行日常监督检查工作的，每次扣20分；②不能按要求及时提供需要查阅的一般医疗档案和有关资料的每次扣10分，整份病历不能按要求提供扣20分
2	培训考核	（2）组织医疗保险相关培训考试情况	①参加医疗保险有关培训出勤情况，每缺勤一次扣5分；②每年度至少组织1次医疗保险相关政策培训及考试，缺少的扣20分
3	待遇支付	（3）是否确保参保人正确享受医疗保险待遇	使用医疗保险统筹基金支付医疗保险"三个目录"范围以外的医疗费用，或将应当由个人自付的医疗费用由医疗保险统筹基金支付，或将应由医疗保险统筹基金支付的医疗费用由参保人支付的，每例扣20分
		（4）是否减少医疗保险参保人的医疗待遇	降低医疗保险参保人医疗待遇享受标准或自行设置限额，影响参保人医疗保险待遇享受的，每例扣20分
4	门诊就医管理	（5）门诊参保人身份核查	①不按规定校验医疗保险就医凭证的，每查实一例扣10分；②因未切实履行职责致冒用参保人资料办理门诊记账的，每查实一例扣35分
		（6）门诊处方填写、保存情况	抽查100份门诊处方用于核查：①门诊处方填写（主要包括姓名、性别、年龄、身份证号或医疗保险就医凭证号、疾病诊断等基本信息）不完整、不规范的，每例扣5分，最高扣40分；②医疗保险处方未按规定单独管理的，扣10分

（续上表）

序号	考核项目	考核内容	评分标准
4	门诊就医管理	（7）门诊合理用药情况	①门诊用药剂量控制（急性病不超过3日量、一般慢性病不超过7日量，患有特殊慢性疾病且病情稳定需长期服用同一类药物的不得超过30日量），超过剂量控制标准的，每例扣5分；②有分解处方的每例扣10分；③有其他不符合《广东省基本医疗保险诊疗常规》（以下简称《诊疗常规》）药物治疗规范的，每查实一例扣20分
		（8）门诊合理诊疗情况	参照住院就医管理的有关条款进行扣分
		（9）是否存在串换诊疗项目或药品的情况	存在将一项（或几项）诊疗项目或药品替换为其他诊疗项目或药品进行收费情况的，每例扣50分
5	门特、门慢管理	（10）门特、门慢参保人身份核查	①不按规定校验医疗保险就医凭证的，每查实一例扣10分；②因未切实履行职责致冒用参保人资料办理门慢、门特记账的，每查实一例扣35分
6	住院就医	（11）是否执行出入院标准	随机抽取年度内医疗保险住院病历1%～5%比例用于核查：①不符合《诊疗常规》规定办理出入院的，每例扣120分；②分解住院、故意延长参保人住院时间的，每例扣120分
		（12）是否存在挂床或冒名住院情况	挂床、冒名住院或者其他以欺诈、伪造证明材料等违规手段骗取医疗保险基金支出的，每查实一例扣240分
		（13）是否执行医疗保险转院、转诊或重复住院等有关规定	对不按医疗保险政策规定办理转院、转诊手续或重复住院医保信息系统申请情况与实际情况不符的，如实为转院但不为参保人办理转院手续的或刻意规避重复住院行为的，每例扣20分

（续上表）

序号	考核项目	考核内容	评分标准
6	住院就医	（14）是否做到"三个合理"诊疗	①出院带药超量（超过7天量）或将出院医嘱中的诊疗项目及医疗服务设施费纳入统筹记账的，每例扣20分；②经确认存在不符合《诊疗常规》规定用药、治疗及检查的，每查实一例扣20分；③以各种方式引导参保人员外购药品、材料等医疗卫生物品在定点医疗机构使用的，每查实一例扣20分
		（15）提供医疗保险"三个目录"以外的用药、诊疗项目及服务设施是否征得参保人或家属同意	①未征得参保人或家属签字同意的，每查实一例扣20分；②已签字但未列出具体项目的，每查实一例扣15分，项目列出不全的，扣10分
7	满意度调查	（16）参保人对就医情况的满意程度	在住院参保人中随机选取不少于5名住院参保人进行问卷调查：满意度应在80分以上，未达到80分的，按照每低5分扣10分
8	服务数量	（17）门诊服务量	
		（18）住院服务量	
9	费用控制	（19）参保人年次均门诊费用增长率	参保人年次均门诊（指普通门诊）费用增长率不超过15%，每超过1百分点扣5分（因医疗收费标准调整的除外）
		（20）参保人年次均住院费用增长率	参保人年次均住院费用增长率不超过15%，每超过1百分点扣10分（因医疗收费标准调整的除外）
		（21）参保人住院医疗费用年度人次平均自费率	参保人门诊（指普通门诊）医疗费用、普通疾病住院医疗费用及单病种住院医疗费用的年度人次平均自费率比例，不超过以下标准：三级医疗机构15%，肿瘤专科医疗机构或肿瘤单病种20%，每超过1百分点，扣10分

（续上表）

序号	考核项目	考核内容	评分标准
10	受处理情况	（22）受医保部门处理情况	在日常检查或专项检查中因违反医保部门有关政策规定受到整改处理的扣80分，受通报处理的，每次扣150分；受到暂停服务协议处理的，每次扣260分
		（23）受卫生部门处理情况	因违反卫生部门有关政策规定受到通报处理的，每次扣100分
11	媒体宣传	（24）宣传医保政策情况	积极通过各种途径正确宣传医保政策，取得良好社会效应的，每例加10分，最高不超过30分
		（25）是否在社会发表有关医保的不当言论	①在社会发表不当或不正确的关于医保政策的言论或未及时更新医保政策宣传资料，误导参保人的，每例扣10分；②对医保政策进行误导性、欺骗性广告宣传的，每例扣20分
12	基金安全	（26）主动实施反欺诈、反冒领医保待遇的行为	主动发现并配合医保监督检查部门查处冒名就医等骗保行为的每例加10分，最高不超过50分

从1998年起计算，我国实行医疗保险制度改革的时间较短，对社会医疗保险的认识程度不高，加之不同地区间发展差距较大，各地区在医疗保险制度改革探索中，尤其是在医疗保险费用支付方式上，很难找到一个全面、合理与统一的支付方式。各种支付方式并存，也给医院的医保经济分析带来了挑战和机遇。医院医保管理部门应积极面对挑战，抓住机遇，为医院的安全与效益，为广大人民群众的医疗质量、医疗服务和医疗费用贡献自己的力量！

（撰写人：欧凡）

小　结

　　医保作为三医联动的重要环节，发挥着日益重要的作用。根据医保支付方式改革新政策（国办发〔2017〕55 号文），要求紧紧围绕深化医药卫生体制改革目标，全面建立并不断完善符合我国国情和医疗服务特点的医保支付体系。改革的主要内容有：实行多元复合式医保支付方式、重点推行按病种付费、开展按疾病诊断相关分组付费试点、完善按人头付费、按床日付费等支付方式、强化医保对医疗行为的监管等。

　　不断改革中的医保政策，对医疗机构的医疗保险管理服务人员来说，是一项开创性的工作，没有现成的经验可以借鉴，全靠在实践中探索。医保要求合理控制医疗费用，充分发挥基金的使用率，促进医疗事业发展。本篇站在两者的结合点，从医保制度、医院医保内部流程及费用分析等多个角度着手，将实践中获得的经验倾囊相授，希望广大读者能从中获益。

（撰写人：欧凡）

参考文献

［1］张耸山．公立医院补偿现状及对策研究［D］．北京：中国医科大学，2009.

［2］冯戈晶．公立非营利医院的资金补偿模型及其应用研究［D］．广州：暨南大学，2009.

［3］于艳．论财务分析在医院管理工作中的作用［J］．科技创新导报，2010（4）．

［4］乔爱华，刘燕汝，由宝剑．公立医院经济活动分析评价指标体系的建立和运用［J］．卫生经济研究，2009（1）．

［5］罗伯特·A. 麦克莱恩．医疗机构财务管理［M］.2 版．李曙光，李敏，等译．北京：北京大学医学出版社，2005.

［6］费峰．医院成本控制与管理［M］．上海：上海财经大学出版社，2008.

［7］卢雁影．财务分析［M］．武汉：武汉大学出版社，2002.

［8］斯蒂芬·M. 肖特尔，阿诺德·D. 卡罗兹尼．卫生管理学［M］．王健，等译．北京：北京大学医学出版社，2005.

［9］陈健．浅谈量本利分析法在医院经济管理中的应用［J］．商业文化（学术版），2008（11）．

［10］里奥纳多·L. 贝瑞，肯特·D. 赛尔曼．向世界最好的医院学管理［M］．张国萍，译．北京：机械工业出版社，2010.

［11］张正，高洁．医务人员工作强度对医疗质量水平的影响力研究［J］．西南国防医药，2010（5）．

［12］王玉红．构建基于管理会计的企业内部管理报告体系［J］．财会与会计（理财版），2010（5）．

［13］张先治．论企业管理会计报告系统构建［J］．财务与会计，2005（12）．

［14］陈林．基于业财融合的医院管理会计应用［J］．会计之友，2017（13）．

[15] 殷起宏，胡懿. VBM 框架下价值型财务管理模式中业财融合的分析体系研究 [J]. 商业会计，2017（10）.

[16] 王娜. 业财融合对财务管理提升的五大切入点 [J]. 企业改革与管理，2016（10）.

[17] 焦跃华，袁天荣. 战略成本管理的基本思想与方法 [J]. 会计研究，2001（2）.

[18] 李春献，高安吉，刘均敏. 战略成本管理的特点及其应用 [J]. 企业改革与管理，2007（1）.

[19] 王桂荣. 战略成本管理在医院的应用 [J]. 中国总会计师，2013（5）.

[20] 夏宽云. 战略成本管理及其模式与方法 [J]. 财会月刊，2002（2）.

[21] 占伊扬. 超大型医院门诊流程再造应用研究 [J]. 中国医院，2008（6）.

[22] 荣惠英. 医院医疗保险管理 [M]. 北京：人民卫生出版社，2015.

[23] 徐力新，梁允萍，巫敏姬. 医院成本核算的标准化流程和方法探索 [J]. 现代医院，2015，15（5）.

[24] 巫敏姬. 内部服务价格在医院后勤成本管理中的应用——基于 G 医院建立车队服务价格的实践案例 [J]. 商业会计，2017（16）.

[25] 黄运仪. 关于医院实施标准成本的探讨——以某大型三甲医院门诊标准成本核算实践为例 [J]. 现代医院，2013（13）.

[26] 娄兴汉. 完善成本核算体系，推动医疗业务发展——手术室成本核算方法的新探索 [J]. 现代医院，2014（14）.

[27] 黄运仪. 作业成本法在医院项目成本核算中的应用 [J]. 中国总会计师，2017（7）.

[28] 娄兴汉. 基于医改逻辑路径的大型公立医院战略分析 [J]. 现代医院管理，2017（15）.

[29] 娄兴汉. 构建医疗机构管理会计报告体系的建议 [J]. 财经界，2017（5）.

[30] 娄兴汉. 大型综合性医院业财融合实践探索 [J]. 新会计，2018（4）.

[31] 巫敏姬. 医院管理会计信息系统建设的探索——基于 G 医院的实践案例 [J]. 中国总会计师，2018（11）.